Denis Lamboley

avec la collaboration
de Clémence Roquefort

150 recettes de super jus

MARABOUT

Sommaire

Introduction 7

Les jus et smoothies minceur 21

Les jus et smoothies antifatigue 37

Les jus et smoothies énergisants 59

Les jus et smoothies antistress et favorisant le sommeil 63

Les jus et smoothies pour la beauté de la peau et des cheveux 67

Les jus et smoothies pour une santé au top 93

- faciliter la digestion 95
- améliorer la circulation 107
- anthirhumatismes 111
- antirhume et antitoux 125
- antimaigraine 133
- anti gueule de bois 139
- aphrodisiaques 142

Les jus et smoothies pour faire une cure détox 147

Les jus et smoothies énergisants 147

Table des recettes 187

Avant-propos

De tout temps, les hommes ont cherché à accroître leurs performances physiques et intellectuelles en utilisant des plantes et des aliments aux propriétés médicinales reconnues.

Déjà dans l'Antiquité, les médecins élaboraient potions et philtres variés destinés à donner du courage et de la vigueur aux soldats partant pour la guerre, ou, dans un tout autre domaine, pour stimuler les désirs amoureux.

De nos jours, ce sont les laboratoires pharmaceutiques qui remplissent cet office en élaborant des molécules complexes qui répondent à la demande d'un large public soucieux d'être le plus performant et efficace possible au sein d'une société de plus en plus compétitive.

Être en forme, au mieux de ses capacités, être le meilleur partout et tout le temps est devenu pour beaucoup une nécessité tant personnelle que professionnelle. Pour arriver à ces fins, certains ne reculent devant aucun sacrifice, pouvant même aller jusqu'à consommer diverses substances dangereuses pour la santé.

À la fatigue et au stress de la vie quotidienne s'ajoutent souvent le manque d'exercice physique et une alimentation mal adaptée venant renforcer le déséquilibre psychocorporel entraînant une sensation de manque de tonus.

La tentation est donc grande d'abuser de certaines drogues, notamment celles à base d'hormones, d'amphétamines et autres psychostimulants certes efficaces mais aux conséquences redoutables.

Il convient donc de faire une importante mise en garde :

Attention aux dopants médicamenteux, notamment ceux à base d'hormones, destinés par exemple à augmenter la masse musculaire, faire baisser le poids, stimuler la libido et aux autres substances psychostimulantes.

Attention aussi aux dopants dits « naturels » : la nature nous offre certes des plantes et produits merveilleux, mais qui ne sont pas tous sans danger. Certaines plantes consommées à haute dose peuvent engendrer des effets secondaires gênants et même toxiques. Aussi convient-il d'être prudent et de respecter les proportions indiquées.

Introduction

Cet ouvrage regroupe différents jus et cocktails préparés à base de légumes et de fruits, de plantes et d'aromates ayant une utilité particulière pour stimuler certaines fonctions organiques. Ils sont sans danger si l'on tient compte de certaines prédispositions de terrain, notamment pour les personnes allergiques ou d'une grande fragilité digestive.

Par ailleurs, on a démontré leur rôle dans la prévention de certaines maladies dégénératives comme le cancer ou les maladies cardiaques en particulier grâce à l'action des antioxydants naturels qu'ils contiennent.

Ainsi, en comblant d'éventuelles carences ou en apportant la quantité utile de vitamines, sels minéraux et oligoéléments, ces jus et cocktails permettent à l'individu d'être naturellement au maximum de ses capacités physiques et intellectuelles.

Pourquoi des jus et des cocktails ?

Certes, un bon équilibre alimentaire doit accorder une place privilégiée aux légumes, fruits et céréales. Toutefois, il est souvent plus commode d'obtenir le plein de vitamines et des sels minéraux en faisant des jus de ces aliments, car ils gardent ainsi intactes toutes leurs sources de nutriments, vitamines et oligoéléments dans la mesure où ils ne sont pas cuits, ni préparés, mais servis frais.

Enfin, préparés sous cette forme, leurs saveurs et leurs goûts variés font toute la richesse de ces cocktails délicieux aux nombreuses propriétés médicinales.

Excellents pour la santé, excellents pour le tonus et le moral, profitez pleinement de ces jus et cocktails que vous pourrez préparer à toutes les époques de l'année.

Dans cet ouvrage, vous trouverez des recettes de jus, de cocktails et de smoothies. Mais quelle est la différence entre toutes ces boissons ?

Les jus

Les jus de légumes et de fruits sont des boissons dont on extrait les fibres, ils se font à l'aide d'une centrifugeuse ou d'un extracteur de jus.

Les cocktails

Les cocktails sont tout simplement des mélanges de plusieurs jus de fruits ou de légumes. Ils se font à l'aide d'une centrifugeuse ou d'un extracteur de jus, puis d'un shaker pour les mélanger.

Les smoothies

En anglais, « smooth » signifie lisse. Les smoothies tirent donc leur nom de leur texture homogène et onctueuse. Un smoothie est une boisson composée de fruits et/ou de légumes broyés et mélangés. La totalité du fruit ou du légume se retrouve donc dans le smoothie (fibres solubles, insolubles et jus). On peut y ajouter divers ingrédients comme de la crème, des œufs, de la glace, du miel, etc. Les smoothies se font à l'aide d'un blender.

Comment préparer jus et smoothies

Matériel et équipement

Pour préparer vos jus, cocktails et smoothies, vous aurez besoin de quelques accessoires. L'idéal est de disposer d'un blender et d'une centrifugeuse (ou extracteur de jus). Toutefois, si vous n'en possédez pas, il est possible de les réaliser avec des moyens plus limités.

Le blender

Le blender est un outil très utile pour préparer un grand nombre de jus et de cocktails mais surtout pour réaliser des smoothies. Avec lui, vous pourrez mélanger les différents ingrédients d'une recette, rafraîchir un jus avec de la glace pilée ou le rendre homogène et onctueux.

Le blender permet de réduire en purée fruits et légumes mais le résultat est plus épais que le jus obtenu à la centrifugeuse, puisqu'il garde la pulpe. Vous pourrez consommer la préparation ainsi, la passer ensuite au chinois et la filtrer sur des glaçons avant de servir ou encore la mélanger à d'autres ingrédients. Faites attention à toujours disposer l'ingrédient le plus liquide en premier afin de permettre à la lame de tourner facilement.

Généralement, il est préférable de couper les fruits et légumes en petits morceaux avant de les mettre dans la machine après les avoir soigneusement lavés. Vous pouvez garder les peaux si les produits sont issus de l'agriculture biologique et non traités. Ajoutez de l'eau à volonté dans le bol du blender pour délayer la purée obtenue selon les quantités souhaitées. En général, trente à quarante secondes suffisent pour obtenir un mélange homogène. Ajoutez ensuite à votre goût et selon les cocktails, sel, poivre, piment, yaourt ou crème allégés, épices, citron, glace pilée, mixez à nouveau quelques secondes.

Les cocktails cités dans l'ouvrage sont en général à servir très frais ; toutefois certains jus, notamment les jus de légumes, sont aussi agréables servis chauds : c'est une affaire de goût.

La centrifugeuse

La centrifugeuse est un outil merveilleux qui permet d'extraire le jus de la plupart des fruits et des légumes non pelés. Elle autorise la préparation de jus de fruits et de légumes que l'on ne trouve pas dans le commerce. Pour les autres, ils sont incontestablement meilleurs préparés ainsi que sous leur présentation industrielle et conservent au mieux toutes leurs propriétés nutritives.

L'appareil agit comme son nom l'indique par rotation rapide, ce qui sépare la pulpe, du fruit ou du légume, du jus.

Choisissez de préférence un appareil avec suffisamment de puissance et de capacité. Certains robots ménagers et préparateurs culinaires sont également munis d'une fonction de centrifugation.

Afin d'obtenir une extraction maximale à la centrifugeuse, il est conseillé de laisser tourner l'appareil sans interruption jusqu'en fin de traitement et de ne pas mettre de trop gros morceaux. Préférez les fruits et légumes lavés et coupés en petits quartiers. Si la centrifugeuse se met à vibrer en cours d'opération, arrêtez l'appareil et videz le panier, puis reprenez la centrifugation. En fin de traitement, laissez tourner l'appareil encore quelques secondes afin de recueillir le maximum de jus disponible.

L'extracteur de jus

On voit depuis quelques années se développer sur le marché cette machine très performante qu'est l'extracteur de jus. Il permet un excellent rendement en jus grâce au principe de la vis sans fin. Son avantage par rapport à la centrifugeuse est qu'il tourne très lentement, donc sans échauffement, permettant une préservation parfaite des nutriments et des vitamines. Le jus se conserve ainsi plus longtemps que celui obtenu avec une centrifugeuse (de 12 à 72 heures selon le modèle) et contient bien moins de fibres ce qui permet une meilleure assimilation par l'organisme et ce qui en fait une véritable bombe de vitamines. Son seul inconvénient est son prix qui est beaucoup plus élevé que celui d'une centrifugeuse.

Le presse-agrumes

Le presse-agrumes sert à extraire le jus des agrumes comme le citron, le pamplemousse ou l'orange. Il en existe de nombreux modèles sur le marché. Les presse-agrumes manuels sont économiques, pratiques mais fatigants. En cas de confection d'une quantité importante de jus, une machine électrique est plus efficace et donne aussi d'excellents résultats. Par ailleurs, la plupart des robots ménagers disposent également d'une fonction presse-agrumes.

Vous trouverez à côté de chaque recette les symboles correspondant au matériel nécessaire à la réalisation de la boisson.

Recette nécessitant un blender.

Recette nécessitant une centrifugeuse ou un extracteur de jus.

Recette nécessitant un presse-agrumes.

Les outils et accessoires

Le shaker

C'est un instrument très pratique pour la préparation des cocktails. Il permet de mélanger efficacement les différents ingrédients et d'agrémenter les jus avec du sel, du poivre, des épices ou encore de la glace pilée.

Le blender a également la même fonction. À défaut de posséder ces deux appareils, vous pouvez mélanger vos préparations dans un récipient en verre muni d'un couvercle.

Le verre doseur

Si vous désirez préparer vos cocktails dans des proportions très précises, il est utile de disposer d'un verre doseur.

Autres accessoires

Cuillères, pilons et mortiers pour les épices ou la menthe fraîche, verres à orangeade et grandes cuillères rendent également de précieux services.

Les fruits et légumes

Préférez les cocktails à base de **fruits et légumes de saison** achetés le plus frais possible. Choisissez des produits à maturité, sans taches ni meurtrissures.

Les produits bio garantis sans additifs ni insecticides permettent de conserver dans le blender la peau des légumes et des fruits à peau fine, mais épluchez ceux qui ont une peau épaisse comme l'ananas ou l'avocat par exemple.

Dénoyautez prunes, pêches, abricots et autres fruits à noyau et coupez-les en petits morceaux avant de les mettre dans le blender, la centrifugeuse ou l'extracteur de jus.

Autres ingrédients

Laitages

On peut ajouter à certains cocktails un yaourt maigre, un peu de crème allégée ou du lait pour les rendre plus onctueux. On peut également ajouter de la crème glacée dans les smoothies.

Sucre

Attention, ne sucrez pas trop vos préparations si vous désirez qu'elles soient peu caloriques, surtout en cas de régime. Mais il est quelquefois utile de sucrer légèrement pour diminuer l'acidité de certains mélanges. Préférez alors du sucre de canne non raffiné en poudre.

Miel

Il est également agréable de sucrer certains cocktails avec une cuillerée à café de miel, apportant par ailleurs de nouvelles qualités nutritives et gustatives.

Sel – Poivre – Épices

Une pincée de sel et de poivre, un peu de piment peuvent agrémenter un grand nombre de cocktails. Vous pouvez ajuster au mieux leurs saveurs à votre goût personnel sans en modifier les qualités nutritives. Veillez toutefois à ne pas trop saler si vous souffrez d'hypertension artérielle.

Thé et café

Certains cocktails demandent l'ajout de thé ou de café. Préférez alors les thés et cafés de bonne qualité, choisis dans des rayons spécialisés ou dans certaines épiceries fines. Les préparations auront souvent plus de goût avec du thé ou du café fort, mais elles peuvent s'avérer trop excitantes surtout consommées en excès, n'en abusez donc pas.

Zestes

Les zestes d'orange, de citron et de certains fruits sont également utiles pour agrémenter le goût d'un jus ou d'un cocktail. Choisissez-les issus de l'agriculture biologique.

L'eau minérale

Il est préférable d'ajouter de l'eau minérale à vos jus, de même que pour la fabrication de vos glaçons et de la glace pilée. Choisissez l'eau par rapport à ses propriétés, sels minéraux et oligoéléments se trouvant en quantités et proportions variables selon son origine. L'eau minérale est ainsi idéale pour compléter certaines propriétés d'un jus ou cocktail. Certaines personnes préféreront de l'eau gazeuse, d'autres de l'eau plate. Choisissez l'eau gazeuse naturelle sans ajout de gaz carbonique.

Soyez créatifs

Les jus et cocktails décrits dans cet ouvrage sont quelques exemples de ce qu'il est possible de faire. Pour le reste, testez, goûtez, essayez, variez les proportions, agrémentez selon votre goût, ajoutez des ingrédients de saison et mariez les mélanges, vous aurez souvent d'heureuses surprises et découvrirez sans cesse de nouvelles saveurs.

Si vous désirez connaître les propriétés thérapeutiques, tonifiantes ou stimulantes de vos préparations, référez-vous aux propriétés des éléments de base. Enfin, vous pourrez ajouter à vos jus certains ingrédients comme des œufs, des bouillons de légumes, de la crème, des céréales pour renforcer leurs qualités nutritives ou les adapter à votre goût.

Comment utiliser jus et cocktails

Les jus de fruits et de légumes permettent de compenser efficacement les carences éventuelles de notre alimentation en apportant la quantité utile de vitamines, sels minéraux et oligoéléments. Ils sont de loin préférables aux préparations tonifiantes et vitaminées prêtes à l'emploi vendues en pharmacie sous forme de sirops, ampoules, gélules et cachets. Rien ne remplace sur le plan diététique un bon verre de jus de fruits ou de légumes préparé avec des produits frais et bien choisis.

Par ailleurs, en plus de rééquilibrer l'organisme, ces jus ont bien d'autres vertus : ils sont tonifiants, énergétiques, reminéralisants, antistress et préviennent certaines maladies. À ce titre, on pourrait parler d'« aliments médicaments » et donc de « jus et cocktails médicaments ». Le sportif comme le travailleur intellectuel, la personne stressée ou fatiguée comme le convalescent, la femme enceinte, le vieillard et l'enfant trouveront dans ces différents jus le plus grand profit pour leur santé.

La consommation de ces jus peut se concevoir de différentes manières :

En prise intensive

Sous la forme d'une cure (voir page 147), c'est le cas pour certains fruits et légumes comme le raisin, la carotte, la betterave ou la pomme qui se prêtent bien à ce mode de consommation et permettent selon leurs qualités respectives de dépurer l'organisme et de faciliter l'élimination des toxines. On peut aller de la prise d'un verre de jus le matin à jeun à l'usage exclusif de jus de fruits et de légumes pendant plusieurs jours. Une moyenne, efficace et modérée, se situe avec un verre le matin à jeun et un autre tard dans la journée pendant 10 à 15 jours.

En usage d'appoint

Pour faire face à un effort physique ou intellectuel, comme par exemple lors d'une épreuve sportive ou d'un examen, et faire le plein d'énergie, on consommera les jus de préférence en prise discontinue. On prépare ainsi un jus ou un cocktail selon les fruits et légumes de saison que l'on consomme à raison d'un à deux verres par jour, pendant une semaine ou deux. Puis après une pause de temps équivalente, on recommence avec une autre variété de jus.

Ce système est recommandé aux personnes en pleine santé qui ne souffrent pas de problèmes particuliers mais désirent simplement utiliser les jus comme des compléments alimentaires.

En prise quotidienne

C'est le cas du jus d'orange, de pomme ou de raisin, souvent pris systématiquement avec le petit déjeuner. Ils sont bénéfiques pour la santé mais pas aussi efficaces qu'une cure de jus de fruits ou de légumes confectionnés en fonction de besoins plus spécifiques.

Les dosages

La très grande majorité des cocktails proposés dans ce livre comprennent les proportions et dosages pour une ou deux personnes. Ajoutez de l'eau selon la quantité souhaitée. Multipliez le nombre de doses et la quantité d'ingrédients en fonction des besoins. Certains cocktails sont toutefois indiqués pour deux ou trois personnes.

Vous pouvez conserver les jus au réfrigérateur pour les consommer à différents moments de la journée mais pas plus de 12 heures si vous souhaitez qu'ils gardent toutes leurs qualités nutritives. En général, il est préférable de les consommer juste après leur confection.

Les apports

Si vous le souhaitez, vous pouvez calculer de manière exacte l'apport calorique d'un jus de fruit ou de légume. Pour ce faire, aidez-vous du tableau ci-contre. De la même manière, vous pouvez contrôler l'apport en vitamines de vos préparations afin de l'adapter de façon précise à vos besoins éventuels.

En calories

Fruits (calories pour 30 grammes)

Abricot	7	Melon	4
Ananas	13	Mûre	8
Banane	13	Orange	10
Cassis	8	Pastèque	9
Cerise	12	Pamplemousse	6
Citron	4	Pêche	9
Fraise	7	Poire	8
Framboise	7	Pomme	10
Groseille	10	Prune	10
Kiwi	18	Pruneau	46
Mandarine	5	Raisin	20

Légumes (calories pour 30 grammes)

Avocat	20	Endive	3
Betterave	11	Épinard	9
Brocoli	13	Laitue	3
Carotte	6	Navet	6
Céleri branche	2	Oignon	7
Céleri-rave	4	Persil	6
Chou	6	Poivron	4
Concombre	3	Radis	4
Courgette	4	Tomate	4
Cresson	3		

Les vitamines

Fruits

	B1	C	A	D
Abricot	1	1	1	1
Ananas	1	1	1	1
Cassis	1	1		1
Cerise	1	1	1	1
Citron	1	1	1	1
Fraise	1	1		1
Framboise	1	1		1
Groseille	1	1		1
Kiwi	1	1	1	1
Melon	1	1		1
Mûre	1	1	1	1
Orange	1	1	1	1
Pamplemousse	1	1	1	1
Pêche	1	1		1
Poire	1	1		1
Pomme	1	1		1
Prune	1	1		1
Raisin	1	1		1

Légumes

	B1	C	A	D
Asperge	1			1
Avocat	1		1	1
Betterave	1			
Brocoli	1		1	1
Carotte	1		1	1
Céleri branche		1	1	1
Céleri-rave	1			
Chou	1	1	1	1
Concombre	1		1	1
Courgette	1		1	1
Cresson	1		1	1
Endive	1			
Épinard	1	1	1	1
Fenouil	1			1
Laitue	1			1
Navet	1		1	
Oignon	1			
Persil	1		1	1
Poivron	1		1	1
Tomate	1		1	

Les jus et smoothies minceur

Suite à une alimentation déséquilibrée et au manque d'exercice, de plus en plus de personnes souffrent dans nos sociétés industrialisées d'un surpoids plus ou moins important. À la longue, l'embonpoint majeur et l'obésité fatiguent l'organisme et peuvent conduire à diverses pathologies. Aussi est-il préférable d'ajuster au mieux la masse corporelle compte tenu de la taille et de la morphologie du sujet dès l'enfance. Une modification des habitudes alimentaires et du choix des menus est ainsi primordiale pour retrouver la ligne.

Par ailleurs les plantes, certains jus de légumes et de fruits aux propriétés dépuratives et de drainage peuvent aider et favoriser un retour à l'équilibre.

Vous trouverez dans ce chapitre des jus et des cocktails de fruits et légumes à consommer sans modération lors d'un régime minceur.

JUS de céleri-rave

INGRÉDIENTS

1 céleri-rave

1 jus de citron

Quelques branches de persil

Sel, poivre

Prenez un céleri-rave lavé et coupé en morceaux, et passez-le à la centrifugeuse. Ajoutez de l'eau avec quelques brins de persil et le jus d'un citron si vous le souhaitez. Servez frais avec quelques glaçons ou de la glace pilée, accommodé de sel et poivre selon votre goût.

LE + SANTÉ

Le jus de céleri est rafraîchissant et digeste, peu calorique, riche en potassium, calcium, vitamines (A, B, C) et sels minéraux. C'est un excellent draineur du foie et des reins. Le jus est apéritif, stimulant des surrénales, diurétique, draineur hépatique et utile pour les régimes amaigrissants. On peut aussi préparer le jus avec quelques belles branches de céleri à côtes, c'est un bon tonique digestif et cicatrisant.

JUS de concombre

Prenez deux ou trois concombres épluchés, passez-les à la centrifugeuse et ajoutez à votre gré quelques gouttes de jus de citron, un peu de sel et du poivre. Servez très frais.

Choisissez les concombres jeunes et très fermes.

LE + SANTÉ

Un excellent jus de légume, digeste et peu calorique, riche en vitamines C et K. Il est diurétique, dépuratif, rafraîchissant et calmant. Le concombre est également connu pour être un aliment coupe-faim grâce aux sels minéraux qu'il contient.

Zoom sur le concombre

Voici un légume très rafraîchissant grâce à sa grande teneur en eau. Il est peu calorique et convient bien au régime minceur. De plus, il est très digeste. On le dit diurétique, dépuratif et légèrement calmant.

INGRÉDIENTS

2 à 3 concombres

1 jus de citron

Sel, poivre

JUS de pamplemousse

INGRÉDIENTS

1 ou 2 pamplemousses

Il est très facile de préparer soi-même le jus de pamplemousse avec un simple presse-agrumes. Les gens qui n'ont pas le temps pourront se le procurer déjà prêt à l'emploi dans le commerce, choisissez-le de préférence 100 % pur jus, sans additif ni colorant, si possible au rayon frais de certains magasins.

LE + SANTÉ

Le jus de pamplemousse est riche en vitamine C et potassium. Il est apéritif, digestif et stomachique. Grâce à son faible apport calorique, il est l'allié des régimes minceurs.

ZOOM SUR LE PAMPLEMOUSSE

Comme tous les agrumes, le pamplemousse est riche en vitamine C. Un demi-fruit couvre à lui seul les deux tiers des besoins journaliers. Le pamplemousse est reconnu pour être apéritif et tonique. Il facilite la digestion et c'est également un bon draineur hépatique et rénal. On le recommande dans les régimes hypercaloriques car il aurait la propriété de brûler les graisses superflues.

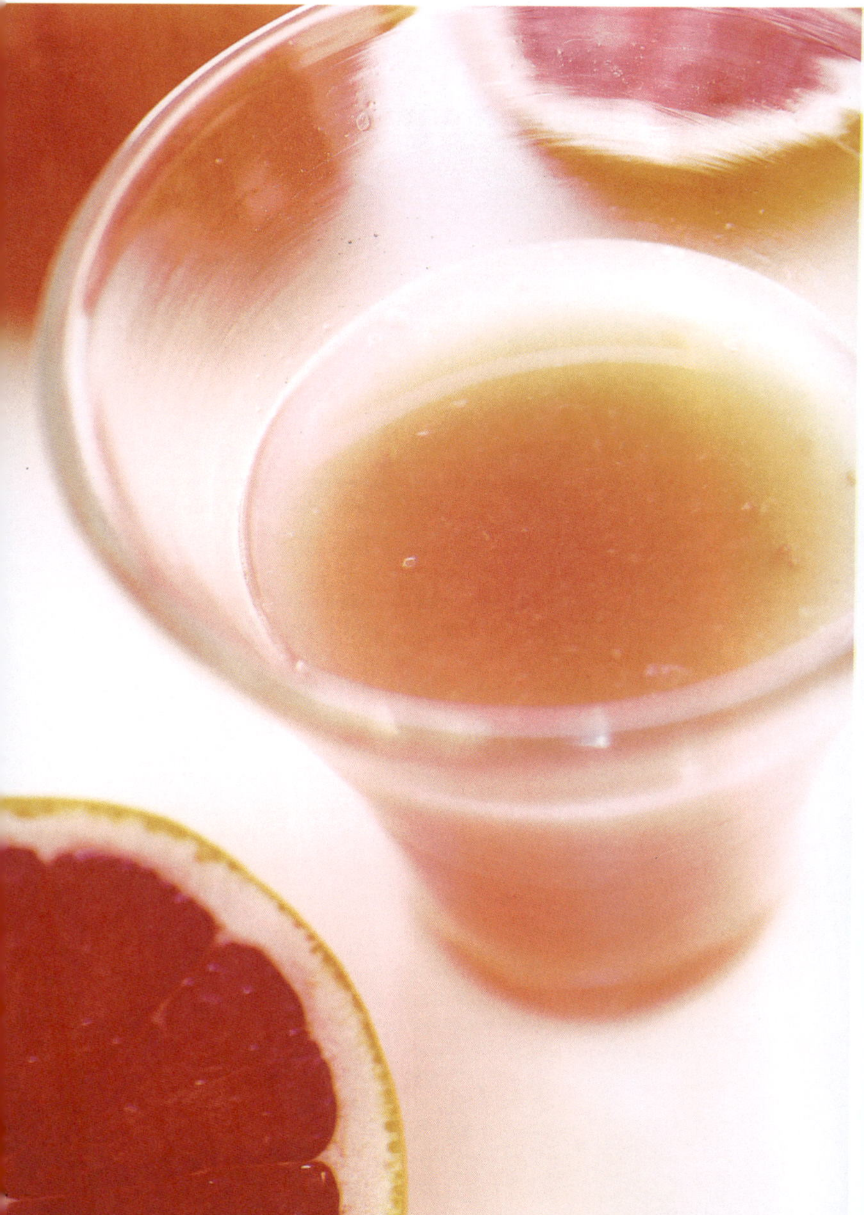

JUS de persil

INGRÉDIENTS

Quelques branches de persil

Le persil est souvent utilisé pour agrémenter l'arôme de différents cocktails. Le jus de persil peut toutefois se consommer pur en plaçant quelques branches bien fraîches dans la centrifugeuse. Très fort en goût, il se consomme plus volontiers à raison d'une à deux cuillerées à café avant les principaux repas.

LE + SANTÉ

Le jus de persil est riche en vitamine C, carotène, potassium et fer. Il est diurétique, dépuratif, stomachique et rafraîchit l'haleine. Il peut aider à lutter contre la rétention d'eau grâce à son action stimulante sur le fonctionnement des reins et est donc un allié de taille pour faire fondre la cellulite.

SMOOTHIE groseille, myrtille, mûre

INGRÉDIENTS

100 g de groseilles
100 g de myrtilles
100 g de mûres

Placez dans le blender 100 g de belles groseilles et une quantité égale de myrtilles et de mûres bien lavées. Ajoutez de la glace pilée et mixez à nouveau quelques secondes. Servez très frais.

LE + SANTÉ

Ce délicieux cocktail de baies est riche en vitamine C, potassium et oligoéléments. Il est diurétique, apéritif, digestif et dépuratif. Très peu sucrés et peu caloriques, les jus de baies sont des alliés incontournables dans les régimes amincissants. Riches en vitamines et en minéraux, ils vont combler les carences souvent engendrées par la restriction alimentaire provoquée par les régimes.

COCKTAIL tomate, laitue, citron

Passez au blender ou à la centrifugeuse, selon le matériel dont vous disposez, trois ou quatre belles tomates bien mûres et coupées en morceaux et ajoutez le cœur d'une petite laitue. Mixez jusqu'à obtention d'une solution homogène.

Mélangez l'ensemble dans un shaker avec le jus d'un citron, une pincée de sel et de poivre selon votre goût et un peu de glace pilée. Servez bien frais.

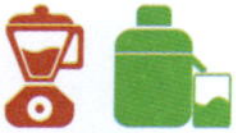

INGRÉDIENTS

3 tomates

1 petit cœur de laitue

1 jus de citron

LE + SANTÉ

Voici un jus rafraîchissant aux vertus désintoxiquantes, légèrement laxatif et diurétique. Le jus de tomate est un coupe-faim naturel et constituera, combiné à la fraîcheur de la laitue, un cocktail hypocalorique idéal.

JUS de rhubarbe

INGRÉDIENTS

Quelques tiges de rhubarbe

Passez les tiges de rhubarbe préalablement lavées et coupées en morceaux à la centrifugeuse. Très acide, ce jus est difficilement consommable pur, vous pouvez l'intégrer à une vinaigrette ou bien le mélanger à du jus de pomme.

Vous pouvez également découper la rhubarbe et la faire cuire avant de l'utiliser dans les recettes ou cocktails ou de la mixer dans votre blender avec un peu d'eau pour en confectionner le jus.

On peut lui ajouter un peu de sucre de canne pour en retirer la saveur très acidulée.

Éliminez les feuilles vertes car elles sont toxiques.

LE + SANTÉ

Le jus de rhubarbe contient du potassium, des vitamines et des sels minéraux. Attention, il peut favoriser l'apparition de calculs rénaux chez les sujets sensibles. Le jus de rhubarbe stimule le foie et a des propriétés apéritives. On l'utilise également comme purgatif.

COCKTAIL rhubarbe, pomme, framboise

Passez les tiges de rhubarbe préalablement lavées et coupées en morceaux à la centrifugeuse avec la pomme et les framboises.

INGRÉDIENTS

Quelques tiges de rhubarbe

1 pomme

Une poignée de framboises

LE + SANTÉ

Le jus de framboise est pauvre en calories et apporte de nombreux minéraux et vitamines. De plus, son important taux de pectine permet de retendre les tissus et donc de réduire les effets de la cellulite. Combiné au jus de rhubarbe, il constitue un cocktail minceur.

JUS de noix de coco

L'eau de coco transparente et parfumée se trouve naturellement dans le fruit. On peut la boire avec une paille ou la recueillir dans un récipient à l'ouverture de la noix. Le lait de coco que l'on trouve dans le commerce est obtenu à partir de la chair. Il est beaucoup plus gras et riche en calories. On peut l'utiliser également pour préparer des cocktails.

INGRÉDIENTS

1 noix de coco

LE + SANTÉ

L'eau de coco est vermifuge et diurétique. Elle ne contient aucune matière grasse et est riche en vitamines. Elle dispose également d'une action drainante qui aide à lutter contre la cellulite. Le lait de coco contient de nombreux sels minéraux et oligoéléments. La chair est riche en fibres. Elle est une bonne source de vitamine B6.

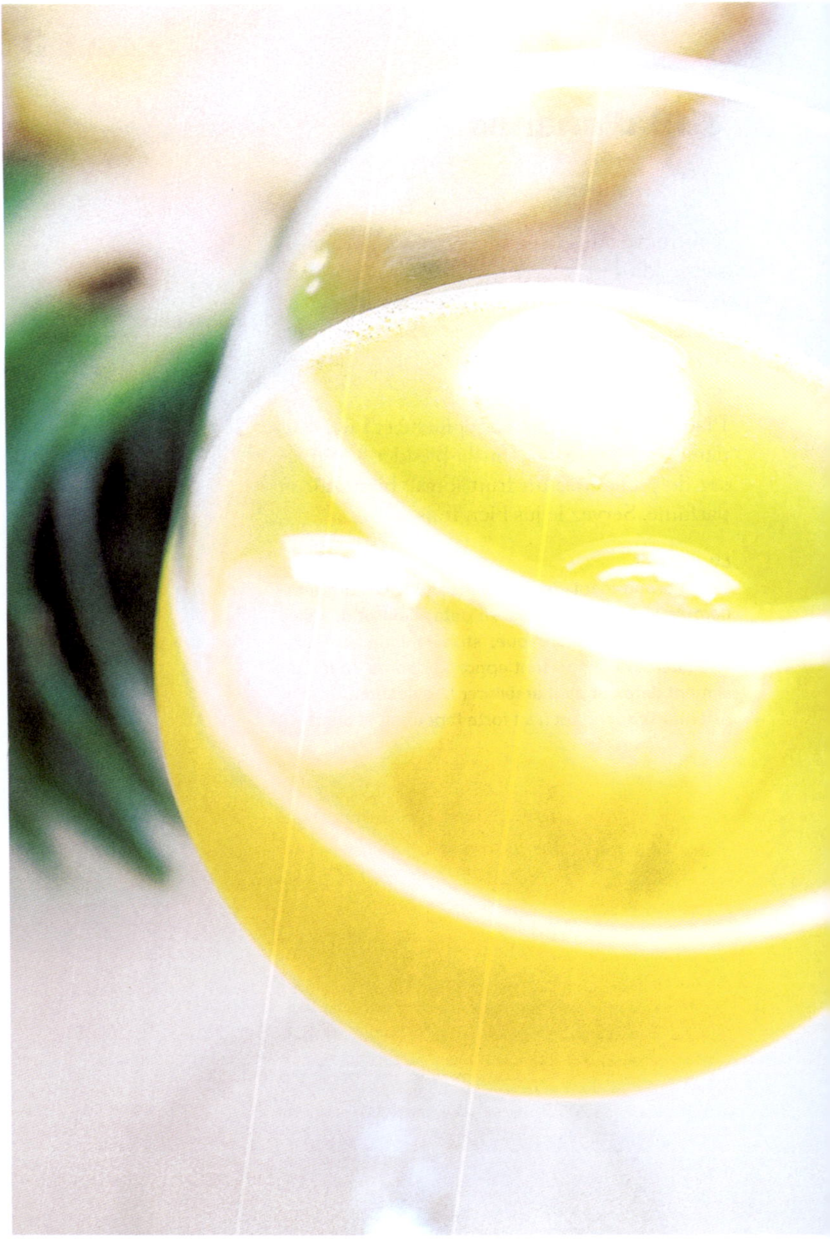

JUS d'ananas

INGRÉDIENTS

1/4 d'ananas

On trouve dans le commerce du jus d'ananas sans additif ni colorant, toutefois sa conservation industrielle peut en dénaturer le goût et altérer ses propriétés curatives. Si vous possédez une centrifugeuse, il est donc préférable de le faire vous-même.

Placez un quart d'ananas épluché et bien frais dans la centrifugeuse ou le blender. Choisissez de préférence un fruit lourd, bien mûr et parfumé. Servez le jus bien frais.

LE + SANTÉ

L'ananas contient des vitamines (B1, C), du bêta-carotène, du magnésium, du potassium et des sels minéraux. Il est diurétique, stomachique et désintoxiquant. Son important apport en fibres en fait un aliment détox et peut améliorer la digestion. Attention cependant à sa forte teneur en sucres!

SMOOTHIE pêche, framboise, banane

INGRÉDIENTS

2 pêches
200 g de framboises
lait de coco
feuilles de menthe
1 banane

Mixez deux belles pêches bien mûres soigneusement lavées et dénoyautées avec 200 g de framboises jusqu'à obtention d'une solution crémeuse, ajoutez un peu de glace pilée, 60 ml de lait de coco, un morceau de banane et quelques feuilles de menthe. Mixez à nouveau une vingtaine de secondes.

LE + SANTÉ

Un jus délicieux riche en vitamines C et A, tonique, apéritif, dépuratif, stomachique, diurétique et laxatif. Énergisant et nourrissant, ce smoothie sera parfait pour se faire plaisir pour le petit déjeuner.

COCKTAIL concombre, pomme, tomate, orange

INGRÉDIENTS

4 concombres
2 tomates
1 pomme
1 orange

Passez à la centrifugeuse quatre concombres coupés en petits morceaux avec deux tomates bien mûres coupées en quatre, puis ajoutez les quartiers d'une pomme. Recueillez le jus dans un shaker et ajoutez celui d'une orange avec un peu de glace pilée. Agitez bien avant de servir.

LE + SANTÉ

Ce cocktail est une bonne source de vitamine C, magnésium et potassium. Il facilite la digestion grâce aux effets laxatifs et diurétiques du jus d'orange. En plus d'être stimulant et désintoxiquant, ce cocktail est aussi recommandé dans le cadre d'un régime amincissant.

SMOOTHIE tomate, échalote

Placez dans le bol du blender quatre belles tomates bien mûres et coupées en morceaux, ajoutez deux ou trois gousses d'échalotes et, selon votre goût, une pincée de sel, le jus d'un demi-citron et une cuillerée à soupe de jus de coriandre. Mixez le tout jusqu'à obtention d'une solution neigeuse. Ajoutez quelques glaçons ou de la glace pilée et mixez à nouveau quelques secondes.

INGRÉDIENTS

4 tomates

2 ou 3 gousses d'échalotes

LE + SANTÉ

L'échalote associée à la tomate donne à ce cocktail des propriétés énergétiques, apéritives, désintoxiquantes, carminatives et stomachiques, surtout si l'on y ajoute la coriandre qui agit également favorablement sur le système digestif.

Zoom sur la tomate

Son faible apport calorique en fait l'un des aliments de choix pour tous les régimes. Elle serait reconnue pour avoir une action sur les radicaux libres et prévenir certains cancers. Elle est bénéfique aux arthritiques car ce n'est pas un aliment acide mais alcanisant. Ses grains favorisent le transit intestinal en lubrifiant la paroi des intestins.

SMOOTHIE pastèque, orange, citron

INGRÉDIENTS

1/4 de pastèque
1 orange
1 citron

Mixez ensemble les jus des trois ingrédients avec un peu de glace pilée. Servez très frais avec quelques glaçons ou de la glace pilée.

LE + SANTÉ

Un jus très rafraîchissant et désaltérant qui est idéal pour l'été. Dépuratif, diurétique et légèrement laxatif, il permet de régulariser le transit intestinal. Il convient bien aux personnes qui souhaitent faire un régime et apporte une bonne quantité de vitamines, oligoéléments et sels minéraux.

Zoom sur la pastèque

Manger une pastèque, c'est avant tout une façon de se rafraîchir et de consommer de l'eau d'une manière agréable. La pastèque donne en plus une sensation de satiété qui peut être utile si vous désirez faire un régime minceur. Appréciée par temps chaud, elle est dépurative et favorise également l'élimination des déchets de l'organisme.

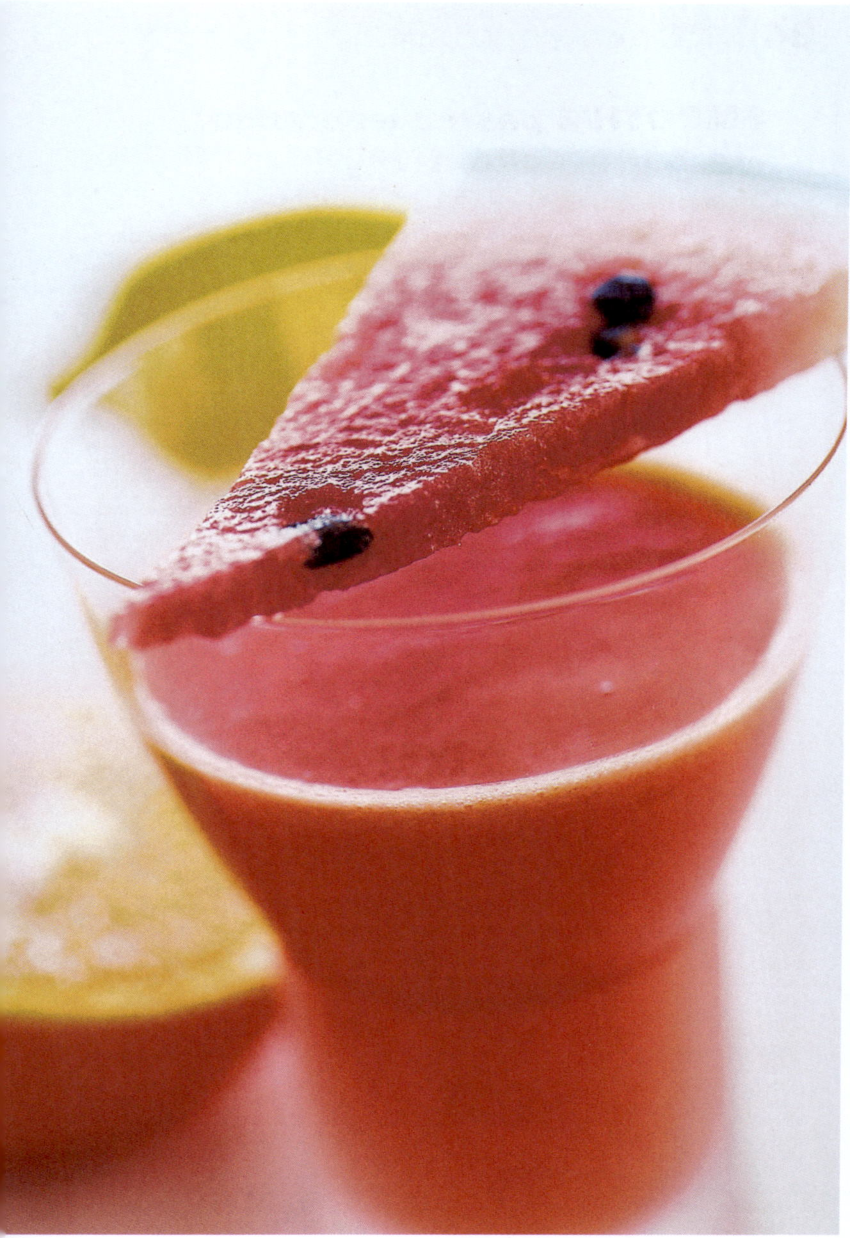

COCKTAIL pamplemousse, carotte

INGRÉDIENTS

1 ou 2 pamplemousses
2 ou 3 carottes

Préparez le jus de pamplemousse à l'aide d'un presse-agrumes. Placez dans la centrifugeuse les carottes préalablement lavées et coupées en morceaux. Mélangez le jus obtenu avec le jus de pamplemousse dans un shaker avant de servir.

LE + SANTÉ

Le jus de carotte est riche en vitamines et aide à régulariser les fonctions intestinales. Sa faible teneur en calorie et le sentiment de satiété qu'il apporte associé au jus de pamplemousse feront de ce mélange un cocktail minceur idéal.

Les jus et smoothies antifatigue

La fatigue est avant tout un symptôme dont les causes peuvent être multiples : surmenage, stress, manque de sommeil, état dépressif, manque d'exercice physique, régime amincissant trop strict, alimentation pauvre en vitamines, anémie, etc. Si la fatigue persiste dans le temps, consultez un médecin qui éliminera les possibilités d'une maladie plus grave.

Mais en cas de fatigue passagère, certaines plantes, fruits et légumes, connus pour leurs propriétés stimulantes, pourront vous aider à retrouver la forme et le tonus et à faire face aux problèmes quotidiens. Vous pouvez les consommer à raison de deux ou trois prises journalières, pendant trois à quatre semaines.

Fruits, légumes et plantes recommandés : abricot, ail, ananas, banane, café, cardamome, carotte, céleri, cerise, chou, citron, épinard, figue, fraise, framboise, grenade, kiwi, mangue, mûre, navet, orange, pêche, persil, poire, poivron, pomme, prune, raisin, rhubarbe, romarin, thé, tomate.

SMOOTHIE ananas, papaye, citron

INGRÉDIENTS

1/4 d'ananas
1/2 papaye
1 citron

Placez dans le bol du blender un quart d'ananas frais épluché et la chair d'une demi-papaye bien mûre et pas trop grosse. Ajoutez un peu de glace pilée et le jus d'un citron. Mixez quelques secondes.

LE + SANTÉ

Un jus exotique, stomachique, diurétique, riche en vitamine C. C'est un bon smoothie tonique à la saveur tropicale.

SMOOTHIE abricot, fruit de la passion

INGRÉDIENTS

4 abricots
1 fruit de la passion

Dans le bol d'un blender, mixez quatre abricots bien mûrs, dénoyautés, avec le contenu d'un fruit de la passion jusqu'à obtention d'un jus homogène. Ajoutez un peu de glace pilée et mixez à nouveau quelques secondes. Servez frais avec, selon votre goût, un peu d'eau minérale gazeuse.

Ce cocktail peut également être réalisé à la centrifugeuse.

LE + SANTÉ

Riche en bêtacarotène, vitamine C, potassium et magnésium, ce jus convient bien aux personnes nerveuses et stressées. Il renforce les défenses de l'organisme et aide à lutter contre les états de fatigue.

SMOOTHIE pêche, ananas

Mixez deux belles pêches dénoyautées avec trois ou quatre tranches d'ananas frais, jusqu'à obtention d'un mélange onctueux et homogène. Vous pouvez également ajouter à la préparation une petite poignée d'airelles pour en raffiner le goût. Mixez quelques instants avec de la glace pilée. Servez très frais.

INGRÉDIENTS

2 pêches

3 ou 4 tranches d'ananas

LE + SANTÉ

Un jus agréable et très digeste, diurétique, stomachique et légèrement laxatif. Il aurait par ailleurs la propriété d'augmenter la résistance de l'organisme aux infections et à la fatigue.

Zoom sur la pêche

Énergétique grâce à ses glucides, elle apporte pourtant peu de calories. Elle se digère facilement et a des vertus laxatives et diurétiques. Ses fibres facilitent le transit intestinal. Elle est riche en vitamines C et A. Elle est conseillée en cas de digestions difficiles et de calculs rénaux.

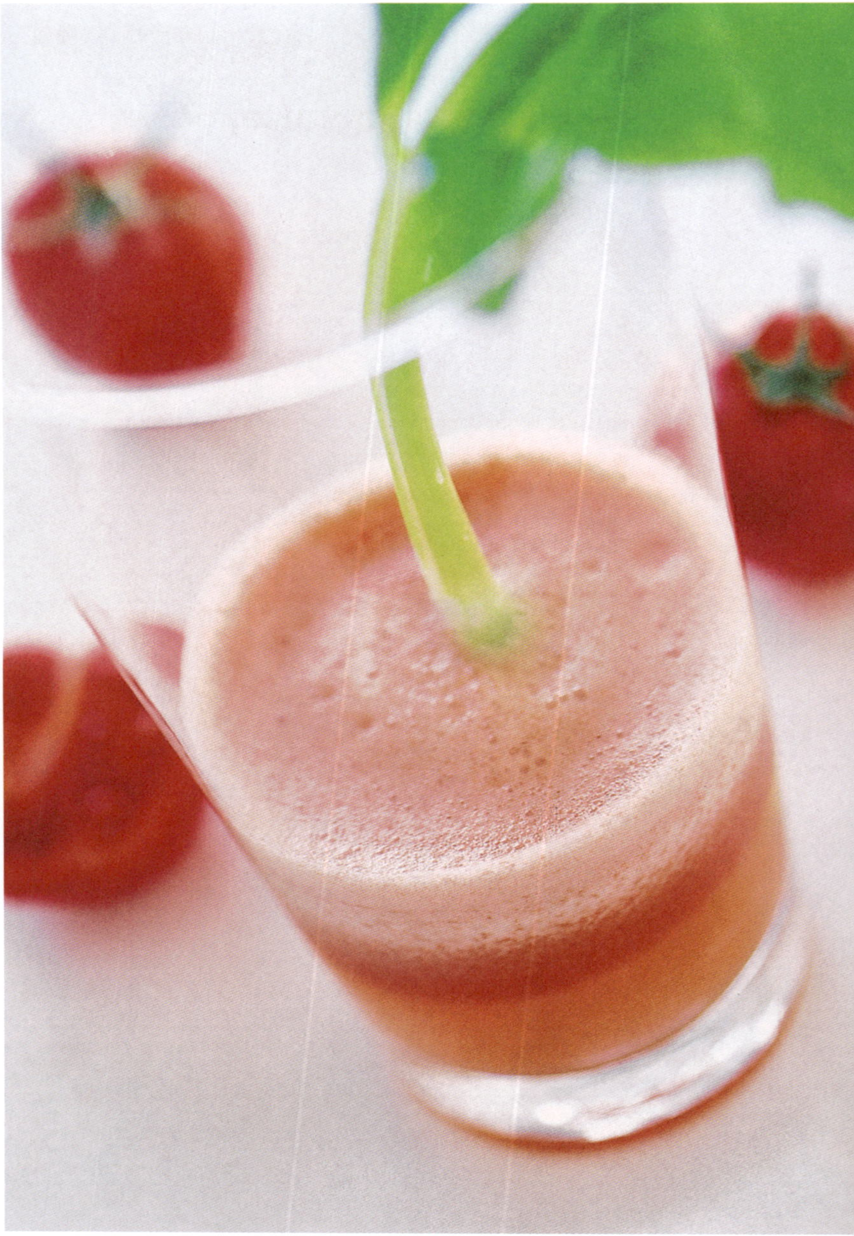

SMOOTHIE tomate, carotte, céleri

Mettez les tomates coupées en quatre dans le bol d'un blender, choisissez-les bien mûres et sans meurtrissures, ajoutez une carotte soigneusement lavée, non épluchée, coupée en morceaux, et une petite branche de céleri. Mixez l'ensemble quelques secondes jusqu'à obtention d'une solution homogène. Ajoutez de la glace pilée, sel et poivre à votre goût, le jus d'un demi-citron et mixez à nouveau pendant quelques secondes ou mélangez l'ensemble dans un shaker.

Vous pouvez également réaliser ce cocktail à la centrifugeuse y en passant préalablement les carottes et le céleri.

INGRÉDIENTS

4 tomates

1 carotte

1 branche de céleri

LE + SANTÉ

Un excellent cocktail énergétique, apéritif, désintoxiquant et reminéralisant grâce à l'association de ces trois légumes particulièrement riches en vitamines et sels minéraux.

SMOOTHIE melon, fraise, framboise

INGRÉDIENTS

1/2 melon
100 g de fraises
100 g de framboises

Mixez un demi-melon, pas trop gros, bien mûr, avec 100 g de framboises et de fraises, bien lavées et sans meurtrissures, jusqu'à obtention d'un jus onctueux et homogène.

Mélangez ensuite le jus obtenu dans un shaker avec un peu de glace pilée. Servez très frais.

LE + SANTÉ

Un jus riche en vitamine C et potassium, tonique, dépuratif, reminéralisant, diurétique et légèrement laxatif. Il convient bien aux personnes fatiguées ou qui sont en cours de convalescence. Son goût très agréable plaît beaucoup aux enfants.

SMOOTHIE kiwi, citron, orange

INGRÉDIENTS

2 citrons
2 oranges
4 kiwis

Pressez deux citrons et deux oranges. Mixez l'ensemble au blender avec quatre kiwis pelés et un peu de glace pilée.

LE + SANTÉ

Un jus très riche en vitamine C, tonique et stimulant. Il est également cholagogue, diurétique et légèrement laxatif. Il renforce les défenses de l'organisme et permet de mieux faire face à la fatigue et au stress.

COCKTAIL prune, poire

Passez à la centrifugeuse deux belles poires soigneusement lavées et coupées en morceaux avec dix prunes bien mûres, dénoyautées. Mettez le jus obtenu dans un shaker avec un peu de glace pilée, une cuillerée à soupe de miel pour sucrer à votre goût.

INGRÉDIENTS

2 poires
10 prunes

LE + SANTÉ

Ce cocktail riche en potassium est recommandé pour régulariser la pression artérielle. Mais c'est surtout un jus énergétique, stimulant, désintoxiquant, aux propriétés dépuratives, diurétiques et laxatives. Il est idéal en cas de fatigue.

Zoom sur la prune

Elle est réputée pour avoir des propriétés laxatives et diurétiques. Elle est utile comme désintoxiquant, favorisant les conditions d'élimination de l'organisme et comme décongestionnant hépatique. C'est également un bon stimulant énergétique. Sa forte quantité de vitamine E pourrait protéger l'organisme contre les effets du vieillissement.

COCKTAIL épinard, carotte

INGRÉDIENTS

4 carottes

Quelques branches d'épinards

Placez dans la centrifugeuse une quantité égale de carottes et d'épinards, préalablement soigneusement lavés. Choisissez vos épinards frais et bien verts. Ne les conservez pas plus de cinq jours au réfrigérateur. Mélangez le jus dans un shaker en y ajoutant poivre, sel, quelques gouttes de jus de citron et un peu de glace pilée. Servez frais.

LE + SANTÉ

Un cocktail particulièrement reminéralisant, riche en vitamines (A et C), magnésium, sels minéraux. Il est recommandé en cas de fatigue, anémie, convalescence et pour les sportifs.

Variante

En ajoutant une gousse d'ail à ce cocktail, vous obtiendrez un mélange étonnamment tonifiant. En effet, l'ail est source de vitamines C, B6, de fer, de magnésium, de soufre et de calcium. L'ail est un antifatigue puissant, même consommé en toute petite quantité.

SMOOTHIE ananas, radis rouge, persil

Passez au blender le quart d'un ananas frais coupé en morceaux, ajoutez cinq ou six radis rouges bien lavés sans les queues et quelques branches de persil.

Mixez jusqu'à obtention d'une solution homogène et ajoutez un peu d'eau ou de la glace pilée. Ce cocktail peut également être réalisé à la centrifugeuse.

INGRÉDIENTS

1/4 d'ananas

5 ou 6 radis rouges

quelques branches de persil

LE + SANTÉ

Un jus qui facilite la digestion, énergétique, apéritif, stomachique et désintoxiquant. Ce jus riche en vitamine C et en magnésium vous apportera l'énergie nécessaire pour combattre votre fatigue.

Zoom sur l'ananas

On dit l'ananas diurétique, stomachique et désintoxiquant. Il contient une enzyme, la broméla\u00efne, qui facilite la digestion des protéines. Cette propriété disparaît quand il est cuit. Contrairement à la croyance répandue, la broméla\u00efne n'a aucune action sur les graisses proprement dites. Sa richesse en fibres aide à lutter contre la paresse intestinale et la constipation.

COCKTAIL carotte, potiron, épices

INGRÉDIENTS

4 carottes

1/2 potiron (ou 1/4 selon la grosseur)

60 ml d'eau minérale

1 pincée de cannelle

1 pincée de gingembre

1 pincée de noix de muscade

1 cuillerée à café d'extrait d'amande

1 cuillerée à café d'extrait de vanille

Passez les carottes et le potiron à la centrifugeuse. Mixez l'ensemble des ingrédients dans votre blender jusqu'à obtention d'une solution homogène et crémeuse. Servez très frais.

LE + SANTÉ

Ce mélange épicé à la saveur exotique est très tonique ; il est particulièrement riche en vitamine C et en vitamine A.

COCKTAIL carotte, orange, pomme

INGRÉDIENTS

4 carottes

1 pomme

1 orange

Lavez et essuyez quatre belles carottes et une pomme coupées en petits morceaux pour les passer à la centrifugeuse. Recueillez le jus obtenu dans un shaker et mélangez avec un peu de glace pilée et le jus d'une orange pressée.

LE + SANTÉ

Un jus tonifiant, digestif, dépuratif, régénérateur, particulièrement bénéfique pour le foie et la vessie. Il est par ailleurs reminéralisant et antianémique

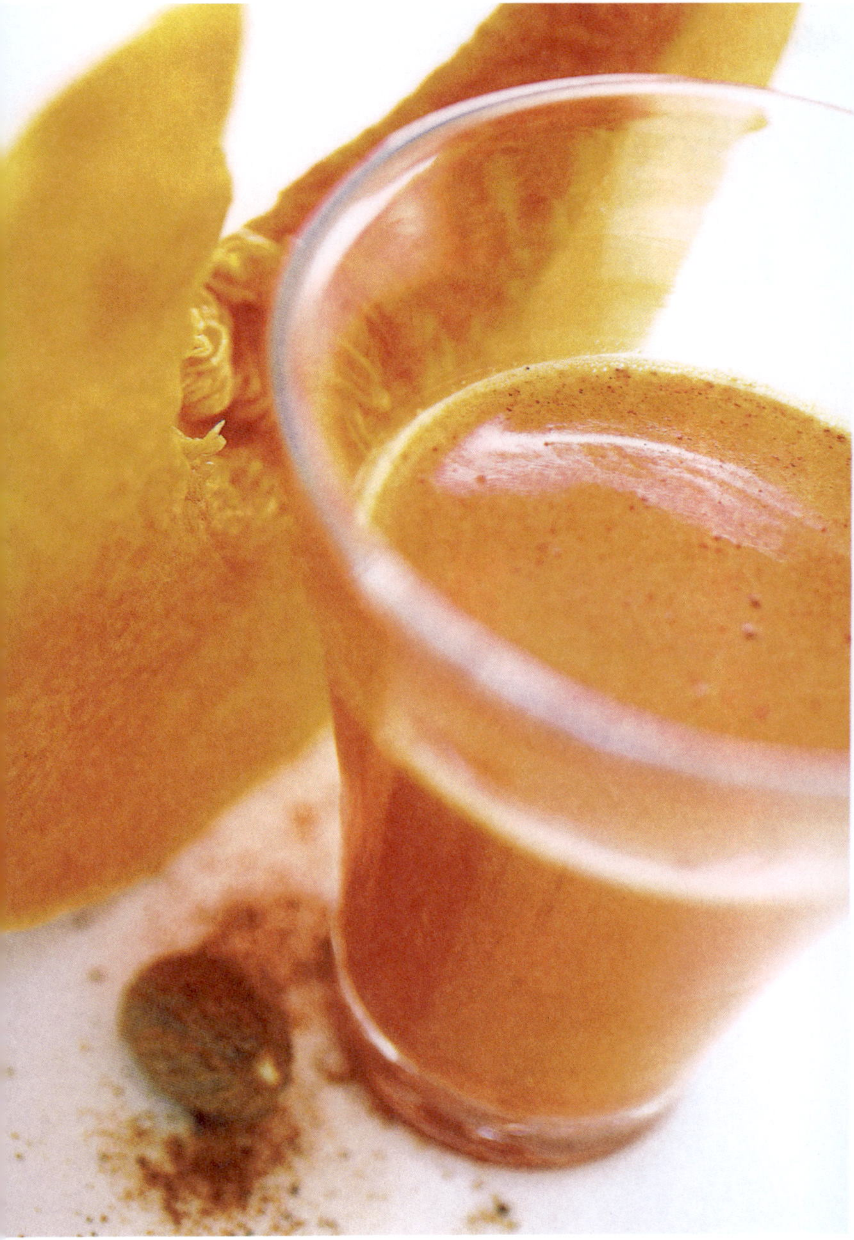

COCKTAIL pastèque, concombre, tomate

INGRÉDIENTS

1/4 de pastèque
2 concombres
1 tomate

Passez à la centrifugeuse l'ensemble des ingrédients : la portion de pastèque, deux concombres avec la peau et une tomate soigneusement lavée et coupée en morceaux. Mélangez l'ensemble dans un shaker avec un peu de glace pilée, du sel et du poivre à votre goût.

LE + SANTÉ
Un jus rafraîchissant, dépuratif, légèrement diurétique et laxatif. C'est également une bonne source de vitamines, potassium et magnésium.

COCKTAIL carotte, orange, cerise

INGRÉDIENTS

4 carottes
1 poignée de cerises
1 orange

Préparez à la centrifugeuse le jus de quatre carottes coupées en petits morceaux. Préparez ensuite le jus des cerises dénoyautées, de manière à en obtenir une quantité égale. Mélangez l'ensemble dans un shaker avec le jus d'une orange et de la glace pilée.

LE + SANTÉ
Un jus diurétique, reminéralisant, riche en potassium et vitamine A. Il a également des propriétés antirhumatismales et antiarthritiques. Il est par ailleurs un excellent régénérateur et désintoxiquant de l'organisme.

COCKTAIL tomate, citron, poire

Lavez et essuyez quatre belles tomates bien mûres et une poire. Coupez-les en petits morceaux pour les passer à la centrifugeuse. Versez le jus obtenu dans un shaker et mélangez avec le jus d'un citron et un peu de glace pilée.

INGRÉDIENTS

4 tomates

1 poire

1 citron

LE + SANTÉ

Un cocktail apéritif, diurétique, énergétique, désintoxiquant et reminéralisant. Riche en vitamines, ce cocktail reminéralisant est une excellente source d'énergie.

SMOOTHIE tomate, ananas, mangue

Mixez deux tomates bien mûres avec trois ou quatre tranches d'ananas frais et la pulpe d'une demi-mangue jusqu'à obtention d'un mélange homogène. Filtrez le jus obtenu sur des glaçons ou ajoutez dans un shaker un peu de glace pilée. À défaut de mangue, ce cocktail peut également se préparer avec le jus d'une orange pressée. On peut aussi le confectionner à la centrifugeuse.

INGRÉDIENTS

2 tomates

3 ou 4 tranches d'ananas

1/2 mangue

LE + SANTÉ

Un jus original, apéritif, mais surtout désintoxiquant, dépuratif, légèrement diurétique et laxatif. C'est également un bon reminéralisant grâce à la vitamine C contenue dans la tomate et une bonne source de bêtacarotène grâce à l'ananas.

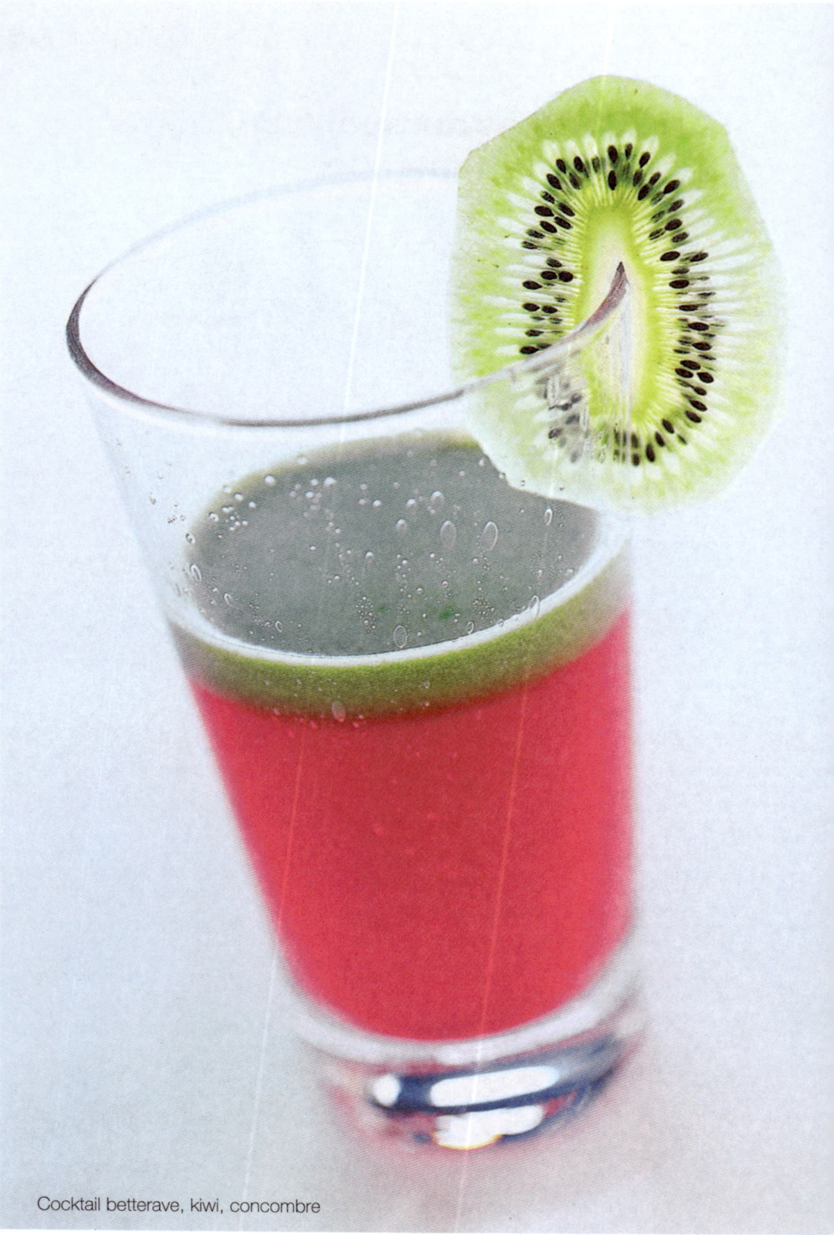

Cocktail betterave, kiwi, concombre

COCKTAIL betterave, kiwi, concombre

Passez à la centrifugeuse 200 g de betterave crue avec quatre kiwis épluchés et deux concombres soigneusement lavés. Ajoutez au jus obtenu la quantité souhaitée d'eau minérale gazeuse très fraîche.

INGRÉDIENTS

200 g de betterave
4 kiwis
2 concombres

LE + SANTÉ

Un jus riche en vitamine C, acide folique et potassium. Il est apéritif, digestif, utile en cas de grippe et d'anémie.

SMOOTHIE carotte, prune, mangue

Mixez quatre carottes non épluchées et coupées en morceaux avec six prunes dénoyautées et la pulpe d'une demi-mangue. Ajoutez un peu d'eau minérale selon la quantité souhaitée. Filtrez sur des glaçons ou ajoutez un peu de glace pilée. Vous pouvez également réaliser ce cocktail à la centrifugeuse.

INGRÉDIENTS

4 carottes
6 prunes
1/2 mangue

LE + SANTÉ

Un jus riche en potassium, vitamine C et bêtacarotène. Il est également légèrement laxatif et a des propriétés énergétiques, diurétiques, stimulantes et désintoxiquantes.

COCKTAIL orange, tomate, citron

INGRÉDIENTS

2 tomates
1 orange
1 citron

Passez à la centrifugeuse deux belles tomates bien mûres. Dans un shaker, mélangez le jus à celui d'une orange et d'un citron et à un peu de glace pilée.

Selon votre goût, vous pouvez également agrémenter ce cocktail avec 15 ml de jus d'ail et/ou d'échalote, 15 ml de jus de piment et de poivre, ce qui lui donnera une saveur très corsée et originale.

LE + SANTÉ

Un bon tonique, surtout si vous y ajoutez des épices, riche en vitamine C. Ce cocktail est également apéritif, énergétique, diurétique, désintoxiquant et reminéralisant.

Zoom sur l'orange

C'est un fruit peu calorique, riche en vitamines et sels minéraux. Il est tonique, reminéralisant et renforce les défenses naturelles. L'orange est digeste, légèrement laxative et diurétique. Elle agit également comme antioxydant. L'action de sa vitamine C est renforcée par son acidité naturelle. Grâce à cette vitamine, le jus d'orange permet une meilleure absorption du calcium contenu dans le lait et les laitages.

Les jus et smoothies

antistress et favorisant le sommeil

Le rythme effréné de la vie quotidienne, les difficultés personnelles ou encore la compétitivité du monde moderne engendrent souvent un état de stress qui, à la longue, peut conduire à des pathologies aussi diverses que la dépression ou les accidents cardiaques.

Ces mêmes facteurs peuvent également influencer la qualité de notre sommeil. Le surmenage, le stress, l'anxiété, peuvent ainsi venir troubler nos nuits, rendant le sommeil plus léger et moins récupérateur. Il existe certes des solutions efficaces comme la psychothérapie et la pharmacologie avec les sédatifs, anxiolytiques ou somnifères, mais certaines méthodes plus douces ont aussi leur rôle à jouer et une efficacité démontrée. La relaxation, le yoga et la méditation combinés à l'apport de certaines plantes et un régime alimentaire équilibré en font partie.

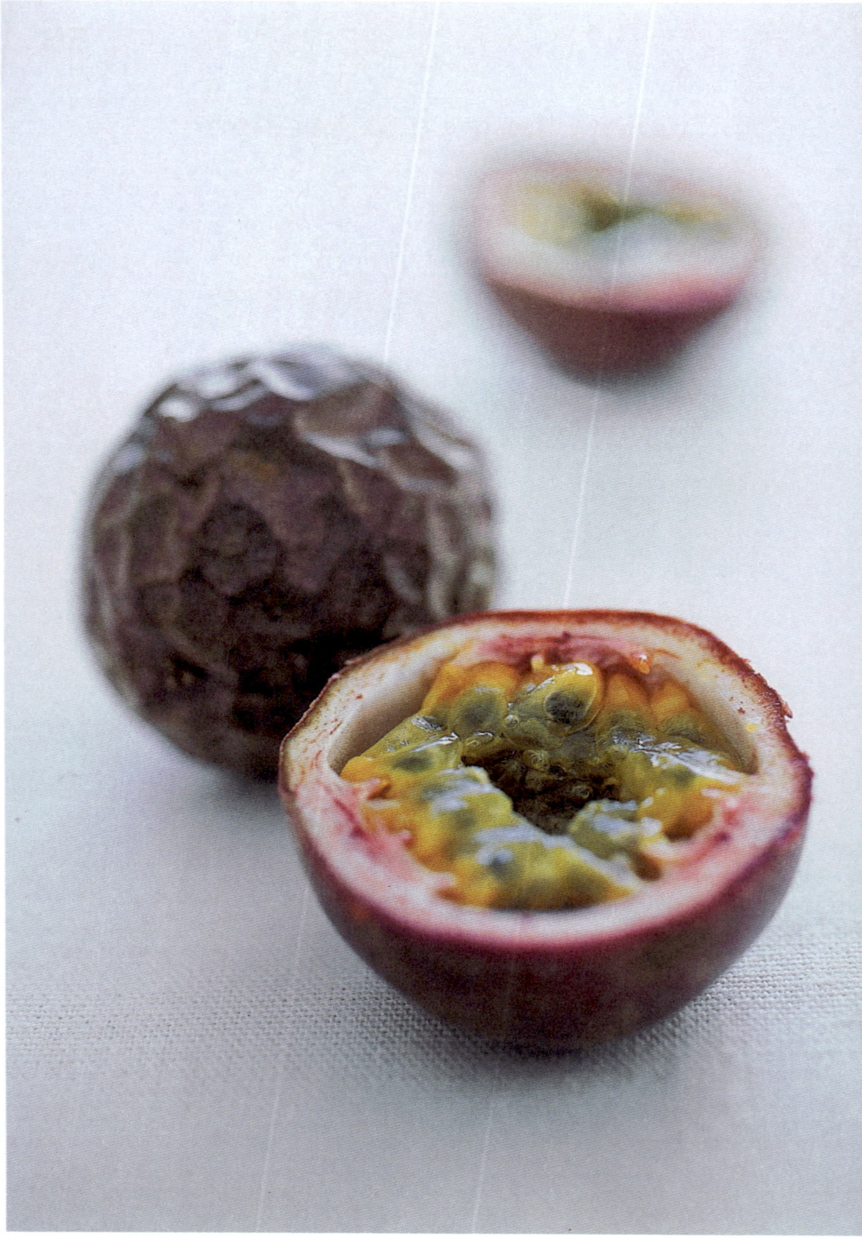

SMOOTHIE fruit de la passion

On peut mixer le contenu du fruit de la passion avec un peu d'eau selon la quantité souhaitée ou avec de la glace pilée, ou l'acheter tout préparé, ou sous forme de concentré, au rayon de certains magasins. Choisissez de préférence un produit sans additif ni colorant. Sa saveur est délicieuse et très parfumée. Il entre également dans la composition de nombreux cocktails.

INGRÉDIENTS

1 ou 2 fruits de la passion

LE + SANTÉ

Le jus de fruit de la passion est une excellente source de vitamine C et de potassium. Il contient également de la vitamine A, du phosphore et du fer. Il est antispasmodique et légèrement narcotique, recommandé aux personnes stressées et nerveuses.

COCKTAIL citron, orange, fleur d'oranger

INGRÉDIENTS

1 citron

2 oranges

1 c. à c. d'eau de fleur d'oranger

Pressez le citron et les oranges à l'aide d'un presse-agrumes. Versez le jus obtenu dans un shaker avec l'eau de fleur d'oranger et un peu de glace pilée.

LE + SANTÉ

La fleur d'oranger, apaisante et relaxante, est indiquée en cas d'insomnie. Les vitamines sont importantes pour favoriser un sommeil de qualité et sont fortement présentes dans les jus de citron et d'orange.

JUS d'épinard

INGRÉDIENTS

Quelques branches d'épinard

Sel, poivre

Placez quelques feuilles d'épinard bien lavées avec un peu d'eau dans un blender ou passez-les à la centrifugeuse. Servez très frais et ajoutez sel et poivre à votre goût.

LE + SANTÉ

Ce jus est riche en fer, sels minéraux, vitamines (B et C) et bêtacarotène. Attention, il peut favoriser la formation de calculs urinaires chez les sujets sensibles.

Le jus a des effets antioxydants grâce à ses caroténoïdes qui protègent également de la dégénérescence de la rétine. Il aurait par ailleurs un effet régulateur sur la tension artérielle. On le dit aussi antianémique, antiscorbutique, tonicardiaque et antidépressif.

COCKTAIL concombre, citron

Passez à la centrifugeuse trois concombres non épluchés mais soigneusement lavés et coupés en petits morceaux. Recueillez le jus dans un shaker et ajoutez celui d'un citron pressé avec un peu de glace pilée. Si vous le souhaitez, vous pouvez également ajouter un yaourt maigre pour rendre le cocktail plus onctueux.

INGRÉDIENTS

3 concombres
1 citron

LE + SANTÉ

Un jus très rafraîchissant et peu calorique riche en vitamine C. Il convient bien pour les régimes. Il est également diurétique, dépuratif et a des propriétés calmantes.

Zoom sur le citron

Le citron est une excellente source de vitamine C avec des propriétés antioxydantes. Antifatigue, il renforce les défenses de l'organisme. Par ailleurs, le citron a de nombreuses propriétés curatives. Il est antirhumatismal, diurétique, antigoutteux, fébrifuge, reminéralisant. C'est un puissant antiseptique, utile dans de nombreuses affections pulmonaires, intestinales… En usage externe, il calme et désinfecte les plaies d'insectes.

COCKTAIL salade verte, salade rouge

INGRÉDIENTS

1 laitue

1 salade rouge

Prenez un pied de laitue et un pied de salade rouge lavés et égouttés. Vous pouvez également prendre une autre salade (chicorée, mâche, pissenlit). Passez le tout à la centrifugeuse. Ajoutez à votre goût une ou deux feuilles de basilic ou de menthe et le jus d'un demi-citron.

LE + SANTÉ

Ce cocktail de salades est particulièrement désintoxiquant. Il est digestif, dépuratif et légèrement diurétique. Il est très rafraîchissant et calmant.

SMOOTHIE fruits des bois

INGRÉDIENTS

Une poignée de framboises

Une poignée de myrtilles

Une poignée de fraises des bois

1 yaourt nature

2 c. à c. de sirop d'agave ou de miel

20 cl de lait

Placez tous les ingrédients dans le bol de votre blender et mixez avec de la glace pilée jusqu'à obtention d'un mélange homogène. Servez très frais.

LE + SANTÉ

Ce délicieux smoothie est particulièrement relaxant grâce à la présence des fruits des bois et de leurs antioxydants qui permettent de contrebalancer les effets de certaines hormones de stress comme le cortisol.

SMOOTHIE de laitue

Mixez une dizaine de feuilles de laitue bien lavées dans le bol de votre blender avec un demi-litre d'eau. Ajoutez le persil, servez très frais avec quelques gouttes de jus de citron, sel et poivre selon votre goût.

INGRÉDIENTS

Quelques belles feuilles de laitue

Quelques branches de persil

1 jus de citron

Sel, poivre

LE + SANTÉ

Le jus de laitue contient de nombreuses vitamines (A, B, C, D, E) et des sels minéraux. Il a des vertus sédatives et convient bien aux gens nerveux et stressés ainsi qu'à ceux qui ont des troubles du sommeil.

Zoom sur la laitue

La laitue apporte peu de calories et est recommandée pour les régimes à condition de ne pas être trop assaisonnée. On lui attribue un effet calmant et sédatif, lié à la présence de son principe amer.

SMOOTHIE poire, banane

INGRÉDIENTS

1 banane

2 poires

Passez au blender une banane et deux poires à maturité sans meurtrissures et coupées en morceaux. Ajoutez un peu d'eau ou de la glace pilée.

LE + SANTÉ

Un cocktail nutritif et tonique, recommandé aux gens fatigués et stressés. La poire ajoute ses qualités sédatives aux sources énergétiques de la banane.

Zoom sur la poire

C'est l'un des fruits les mieux tolérés par l'organisme et le moins allergène. C'est une bonne source d'énergie et elle est reminéralisante.

Diurétique, on recommande la poire en cas de rhumatismes, goutte, arthritisme. Elle peut être consommée par les diabétiques. Elle a un pouvoir de régularisation du transit intestinal et a des effets bénéfiques sur la pression artérielle. On la dit également sédative.

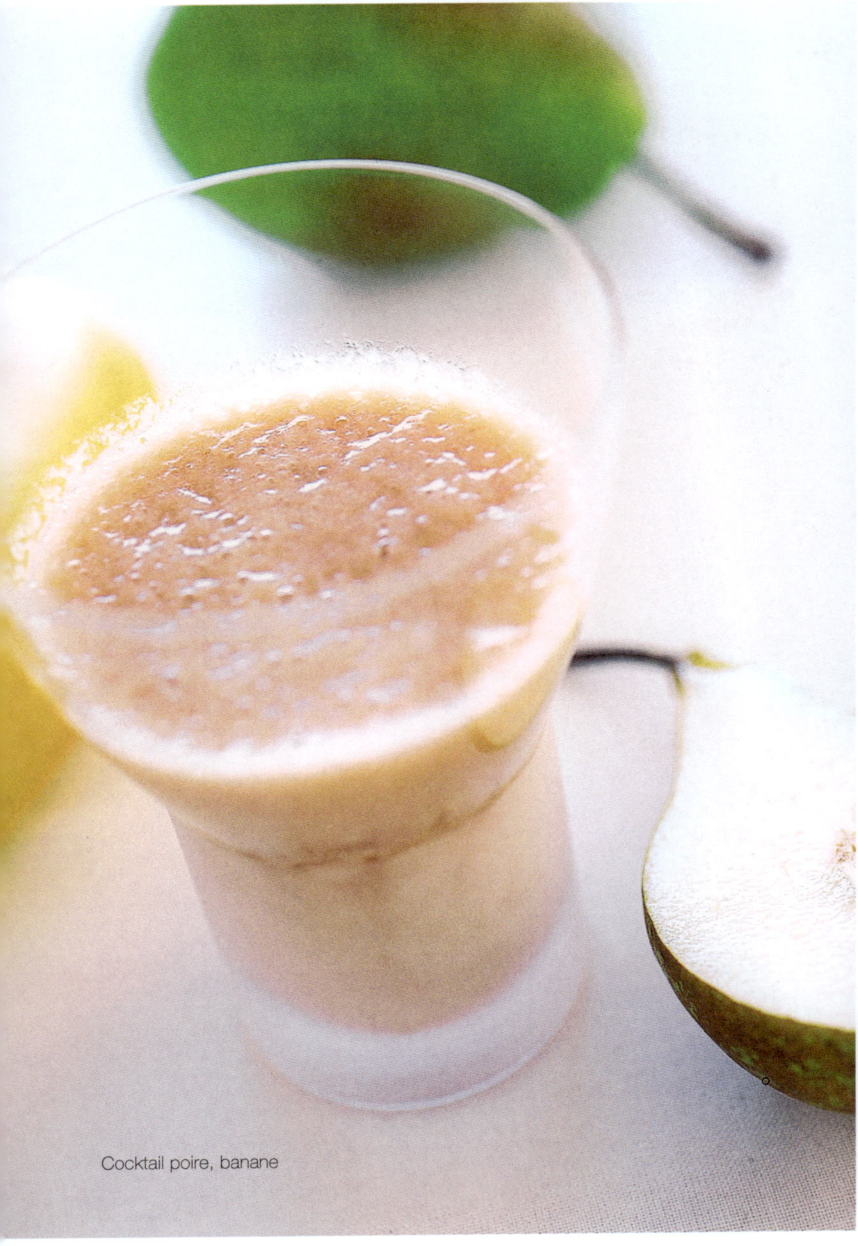

Cocktail poire, banane

COCKTAIL pomme, carotte, concombre

INGRÉDIENTS

1 pomme
2 carottes
2 concombres

Passez à la centrifugeuse une pomme, deux carottes, deux concombres soigneusement lavés et coupés en morceaux. Ajoutez un peu d'eau minérale selon la quantité souhaitée ou mélangez dans un shaker avec un peu de glace pilée.

LE + SANTÉ

Le mélange pomme-carotte peut se décliner également avec d'autres ingrédients comme le radis, le céleri, la betterave, qui ajoutent à chaque fois une saveur et des propriétés médicinales différentes. Le concombre est peu calorique et donne une agréable sensation de fraîcheur très désaltérante. Ce cocktail est tonique, dépuratif, diurétique, reminéralisant et aide à régulariser le transit intestinal. Calmant, il convient bien aux gens nerveux.

COCKTAIL mûre, poire, raisin

Passez tous les ingrédients à la centrifugeuse. Versez le jus obtenu dans un shaker avec un peu de glace pilée. Agitez. Servez très frais.

INGRÉDIENTS

200 g de mûres
1 poire
1 grappe de raisin

LE + SANTÉ

Le jus de raisin contient de la mélatonine, également appelée « hormone du sommeil ». La poire, elle, est connue pour ses vertus sédatives. Ce délicieux cocktail augmente donc la qualité et la durée du sommeil.

Zoom sur la mûre

La mûre est laxative. Elle convient bien aux sujets constipés ou souffrant d'entérite. Elle est dépurative et astringente. Elle a en outre des propriétés toniques et rafraîchissantes. On la conseille pour des états de fatigue ou de convalescence.

SMOOTHIE carotte, concombre

INGRÉDIENTS

2 carottes

1 concombre

Prenez deux belles carottes et un concombre ; si les légumes sont issus de l'agriculture biologique, vous pouvez garder la peau après les avoir bien lavés. Ajoutez au besoin une ou deux branches de persil et passez l'ensemble au blender. Servez bien frais en filtrant sur des glaçons ou de la glace pilée. Vous pouvez également préparer le cocktail à la centrifugeuse.

LE + SANTÉ

Ce cocktail est dépuratif, calmant, rafraîchissant et stimulant. Il ajoute les effets bénéfiques du jus de carotte à celui du jus de concombre. Agréable au goût, il facilite la digestion et contribue au bon équilibre de l'organisme. Le concombre a également des vertus apaisantes grâce à la pyridoxine qu'il contient.

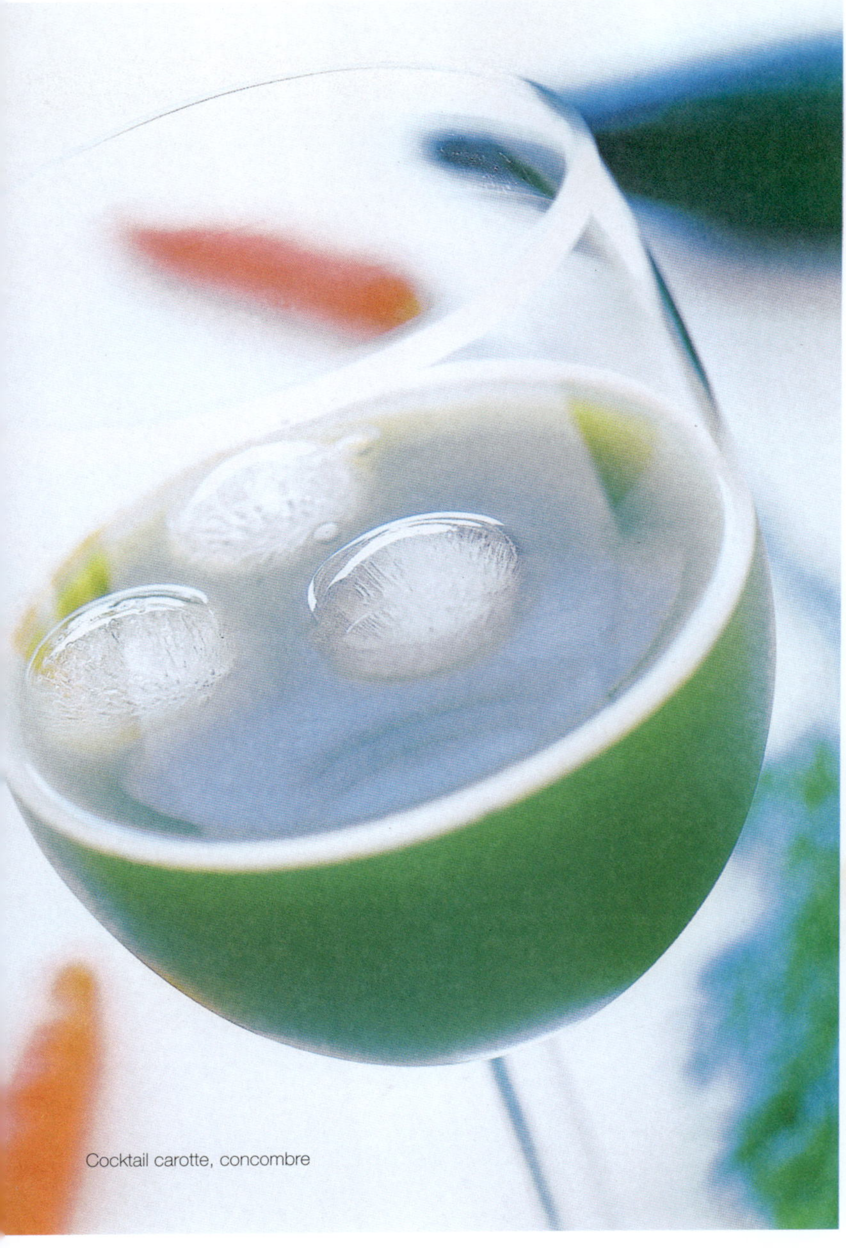
Cocktail carotte, concombre

Jus et smoothies pour la beauté de la peau et des cheveux

Le secret pour avoir une belle peau est de la nourrir de l'intérieur. Certains nutriments essentiels dont la peau a besoin sont présents dans les fruits et légumes que nous mangeons au quotidien. Parmi eux, les antioxydants qui aident à lutter contre le processus de vieillissement de la peau, le bêtacarotène qui lui donne force et éclat ou encore les acides gras qui permettent de traiter certains troubles comme l'eczéma.

Les ongles et les cheveux sont le reflet de notre état général et notamment des carences alimentaires. En cas de malnutrition, l'organisme préfère privilégier certaines parties plus vitales du corps au détriment des ongles et des cheveux qui deviennent alors cassants, faibles, pâles. L'apport en fer ou en vitamines B par exemple doit être suffisant pour avoir des ongles robustes et en parfaite santé.

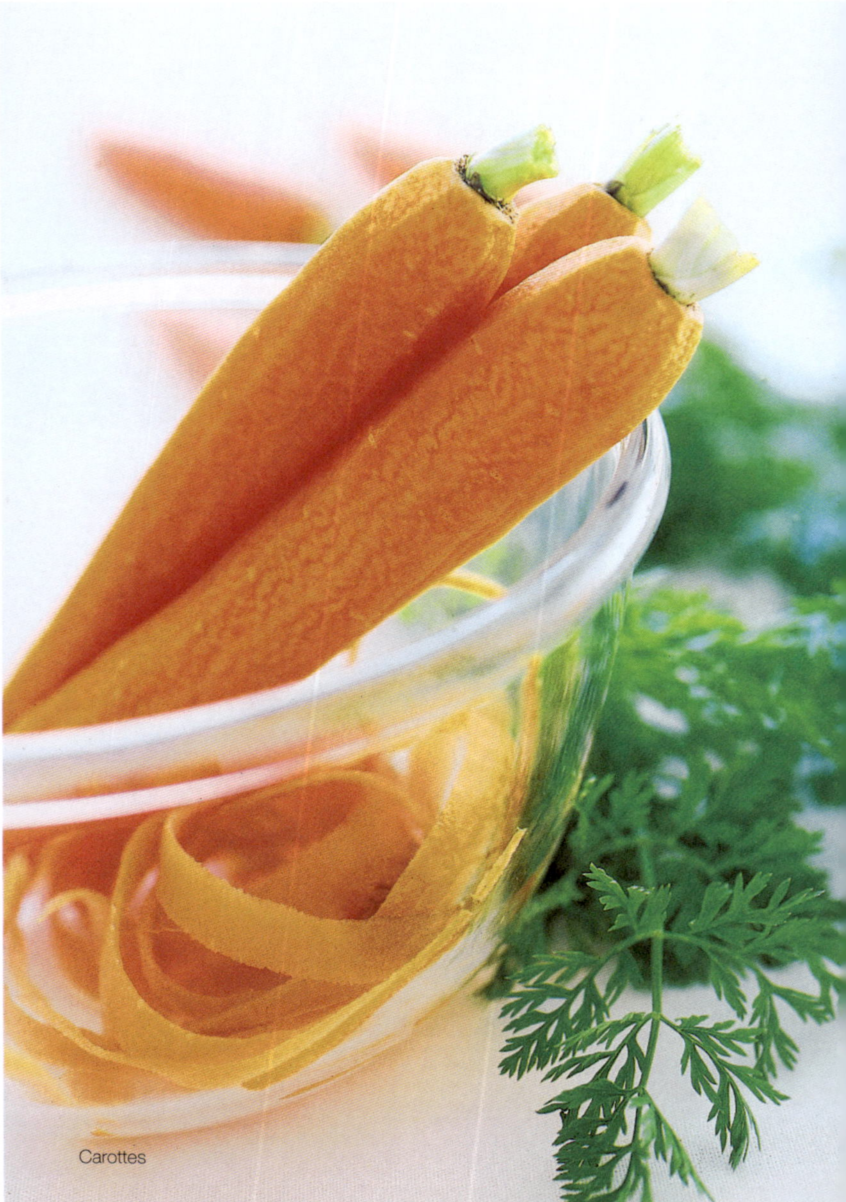

Carottes

JUS de carotte

Épluchez et lavez soigneusement quatre belles carottes, vous pouvez garder la peau si elles sont bio, puis passez-les à la centrifugeuse avec une ou deux feuilles de menthe. Ajoutez à votre gré un peu de glace pilée, une pincée de sel et un peu de jus de citron.

INGRÉDIENTS

4 carottes

Quelques feuilles de menthe

Sel, poivre, citron

LE + SANTÉ

Les carottes sont riches en bêtacarotène et caroténoïdes qui peuvent aider à protéger de certains cancers et à prévenir les rides du visage. Le jus est également conseillé pour améliorer l'acuité visuelle. Il est par ailleurs tonique, reminéralisant, dépuratif, diurétique et rafraîchissant.

SMOOTHIE carotte, orange

Pressez votre orange et votre demi-citron à l'aide d'un presse-agrumes. Dans le bol d'un blender, versez le jus de l'orange et du citron, les carottes épluchées et coupées en morceaux, le yaourt nature et le miel. Mixez quelques minutes avec un peu de glace pilée. Servez très frais.

INGRÉDIENTS

3 carottes

1 orange

2 c. à c. de miel

½ citron

1 yaourt nature

LE + SANTÉ

La carotte est l'un des aliments les plus riches en provitamine A (ou bêtacarotène) et est donc réputée pour apporter une belle peau et une bonne mine. Ce délicieux smoothie également riche en vitamines C, au bon goût de miel et de citron, possède des vertus indéniables pour l'éclat de la peau.

SMOOTHIE abricot, citron

INGRÉDIENTS

10 abricots
2 citrons

Mixez une dizaine d'abricots bien mûrs, dénoyautés et soigneusement lavés avec un peu d'eau jusqu'à obtention d'une solution crémeuse et homogène. Ajoutez ensuite le jus de deux citrons et un peu de glace pilée, sucrez à votre goût avec un peu de sucre de canne ou une cuillère à café de miel et mixez à nouveau quelques secondes. Servez très frais.

LE + SANTÉ

Un cocktail onctueux, apéritif, astringent, anti-anémique, riche en vitamine C et bêtacarotène (précurseur de la vitamine A). Il est recommandé pour améliorer la vision crépusculaire, protéger la peau et comme antioxydant naturel.

Zoom sur l'abricot

C'est le bêtacarotène, précurseur de la vitamine A qui lui donne sa couleur si particulière. Seulement deux abricots suffisent à couvrir nos besoins quotidiens en vitamine A. Cette vitamine est notamment utile pour améliorer la vision crépusculaire, car elle entre dans le pigment de la rétine. Elle est également bien connue en cosmétologie car elle agit comme antioxydant naturel, ce qui retarde les effets du vieillissement. On dit l'abricot antianémique et ouvrant l'appétit. Il est en plus un équilibrant nerveux et régularise le sommeil.

SMOOTHIE mangue, fraise, citron

Mixez une demi-mangue bien mûre avec quatre ou cinq fraises soigneusement lavées et sans meurtrissures jusqu'à obtention d'une solution homogène, ajoutez un peu d'eau selon la quantité souhaitée et le jus d'un citron pressé avec un peu de glace pilée. Mixez à nouveau quelques secondes. Servez frais.

INGRÉDIENTS

1/2 mangue
4 ou 5 fraises
1 citron

LE + SANTÉ

Un jus stimulant, rafraîchissant, riche en bêtacarotène et vitamine C, antioxydants naturels, qui aident à lutter contre les dégâts des radicaux libres. Un jus recommandé également pour redonner de l'éclat à la peau.

COCKTAIL betterave, carotte, céleri, chou

INGRÉDIENTS

1/2 betterave (cuite)

4 carottes

1/2 céleri (ou 1/4 selon la grosseur)

1/2 chou (ou 1/4 selon la grosseur)

1 oignon

Placez une demi-betterave cuite avec quatre carottes, un demi-céleri et un demi-chou coupés en morceaux dans la centrifugeuse et ajoutez un oignon épluché. Mélangez l'ensemble dans un shaker avec de la glace pilée, sel et poivre à votre goût. Vous pouvez également préparer ce type de jus avec un blender en ajoutant un peu d'eau puis en filtrant la solution obtenue. Ajoutez également, si vous le souhaitez, une cuillerée à soupe ou deux d'un yaourt maigre et une cuillerée à soupe de jus de citron pressé.

LE + SANTÉ

Ce cocktail, riche en antioxydants, est un véritable conventré de vitamines, sels minéraux et oligoéléments, particulièrement tonique et régénérant, tout en étant très digestif. Outre ses vertus antiâge pour garder une peau ferme et jeune, il aurait des propriétés préventives contre les effets nocifs des radicaux libres et jouerait un rôle dans la prévention des cancers, en particulier ceux du système digestif.

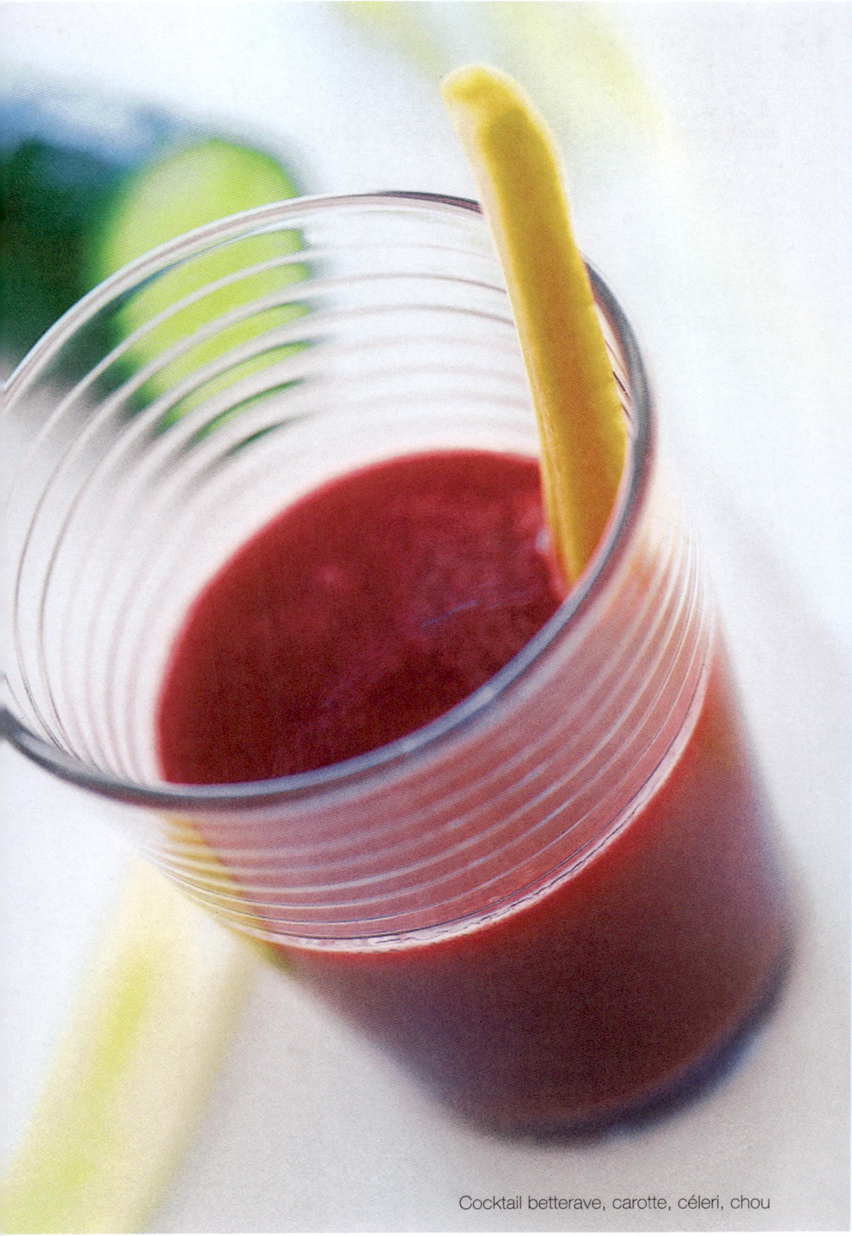

Cocktail betterave, carotte, céleri, chou

COCKTAIL carotte, pêche, citron

INGRÉDIENTS

4 carottes

1 pêche

1 citron

Passez à la centrifugeuse quatre carottes et une pêche dénoyautée, le tout coupé en morceaux. Agitez dans un shaker le jus obtenu avec celui d'un citron pressé et un peu de glace pilée.

LE + SANTÉ

Un jus savoureux, diurétique, stomachique, riche en bêtacarotène. Il régularise le transit intestinal et a des propriétés régénératrices surtout bénéfiques pour le sang, le foie et la vessie. Il est aussi indiqué pour améliorer la qualité de la peau et du teint.

Zoom sur la pêche

Énergétique grâce à ses glucides, elle apporte pourtant peu de calories. Elle se digère facilement et a des vertus laxatives et diurétiques. Ses fibres facilitent le transit intestinal. Elle est riche en vitamines C et A. Elle est conseillée pour les digestions difficiles et en cas de calculs rénaux.

COCKTAIL carotte, orange, ananas

Passez à la centrifugeuse deux carottes non épluchées, bien lavées et essuyées avec un quart d'ananas frais épluché et coupé en morceaux. Mettez le jus obtenu dans un shaker et mélangez avec celui d'une orange et un peu de glace pilée.

INGRÉDIENTS

2 carottes
1/4 d'ananas
1 orange

LE + SANTÉ

Un jus tonique, dépuratif, reminéralisant, riche en vitamine C. Il régularise le transit intestinal et aide à lutter contre la fatigue. Grâce à sa forte teneur en bêtacarotène, il redonne de l'éclat à la peau et possède par ailleurs une action antianémique.

Zoom sur la carotte

Dans l'organisme, sa forte teneur en bêtacarotènes se transforme en vitamine A nécessaire à l'acuité visuelle et à la protection de la peau. 100 grammes de carottes couvrent nos besoins quotidiens en vitamine A. Cette vitamine améliore la vision. On attribue également à la carotte des effets bénéfiques sur le taux de cholestérol sanguin.

SMOOTHIE amande, myrtille, mûre, banane, menthe

INGRÉDIENTS

Une poignée d'amande
Une poignée de myrtilles
Une poignée de mûres
1 banane
Un peu de menthe fraîche

Faites tremper les amandes pendant au moins 6 heures. Mettez tous les ingrédients dans le bol de votre blender avec 60 ml d'eau minérale et un peu de glace pilée et mixez jusqu'à obtenir un mélange homogène. Servez très frais.

LE + SANTÉ

Les amandes sont une importante source de magnésium, qui est excellent pour le renforcement, la croissance et la réparation des ongles. Pleines de vitamines B et d'acide folique, les mûres et les myrtilles aident le corps à maintenir un équilibre naturel et sont surtout délicieuses !
L'association des vitamines, minéraux et acides contenus dans la banane en fait un excellent fabriquant d'os et d'ongles. Ce smoothie naturel et délicieux est idéal pour aider au renforcement et au développement de vos ongles.

SMOOTHIE carotte, pomme, concombre, gingembre

Placez le yaourt nature dans le bol de votre blender avec les carottes, les pommes, le concombre et le gingembre épluchés et coupés en morceaux. Mixez quelques instants avec un peu de glace pilée.

LE + SANTÉ

Le bêtacarotène contenu dans les carottes aide à réduire les inflammations du cuir chevelu. Le concombre, source importante de minéraux, est un aliment essentiel pour maintenir une chevelure en bonne santé. Ce smoothie vitaminé est un remède miracle pour embellir le cuir chevelu !

INGRÉDIENTS

1 yaourt nature

2 carottes

2 pommes

½ concombre

1 cm de gingembre frais

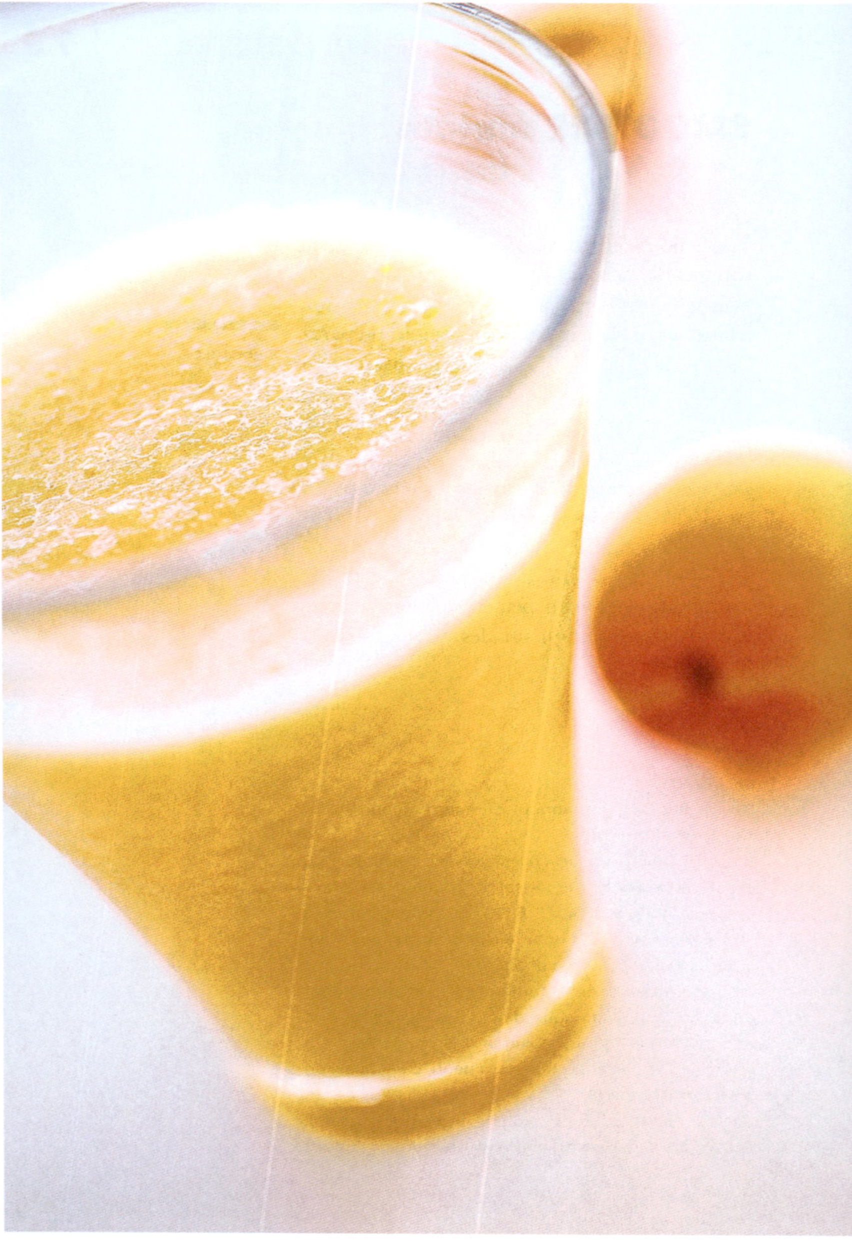

SMOOTHIE abricot

INGRÉDIENTS

8 abricots

Vous pouvez trouver le jus d'abricot ou son nectar dans le commerce mais assurez-vous qu'il ne contient ni additif, ni colorant. Toutefois, il sera meilleur si vous le préparez vous-même avec des fruits de saison bien choisis. Prenez-les de préférence ni trop fermes, ni trop mûrs, exempts de tâches et de meurtrissures.

Prenez les abricots dénoyautés et passez-les au blender en ajoutant un peu d'eau selon la quantité souhaitée. Servez le jus bien frais additionné au besoin de quelques gouttes de jus de citron et d'un peu de sucre de canne. Filtrez la préparation sur des glaçons si vous le souhaitez.

Vous pouvez également réaliser du jus d'abricot à la centrifugeuse.

LE + SANTÉ

On dit que le jus d'abricot stimule l'organisme et favorise la longévité.

Il est préconisé en particulier dans les cas d'anémie et de dépression nerveuse. Il contient de nombreuses vitamines (A, C, E, K), du potassium, des sels minéraux et est riche en bêtacarotène. Le jus d'abricot est astringent et apéritif.

Le bêtacarotène qu'il contient est un précurseur de la vitamine A qui joue dans l'organisme un rôle important dans la composition des pigments de la rétine et dans la protection de la peau, c'est aussi un antioxydant naturel.

C'est également un jus adapté aux sportifs car il fournit de nombreux éléments nécessaires à l'effort.

COCKTAIL tomate, carotte, céleri, brocoli, navet, betterave

INGRÉDIENTS

150 ml de jus de tomate

120 ml de jus de carotte

90 ml de jus de céleri

60 ml de jus de brocoli

60 ml de jus de navet

15 ml de jus de betterave

1 cuillerée à soupe de jus de citron

Mixez l'ensemble de ces ingrédients, préparés individuellement au préalable à la centrifugeuse, dans un shaker ou un blender jusqu'à obtention d'une consistance homogène et crémeuse.

Les proportions sont données pour deux ou trois personnes. Servez très frais.

LE + SANTÉ

Ce cocktail de légumes d'origine américaine est une véritable cure de jouvence. Un peu long à préparer, il est une excellente source de vitamines, sels minéraux, oligoéléments. À la fois tonique, stimulant, dépuratif et préventif des maladies dégénératives, c'est un jus complet et délicieux. Riche en caroténoïdes, ce cocktail peut aider à prévenir la dégénérescence maculaire liée à l'âge et à garder les yeux lumineux.

COCKTAIL ananas, carotte, persil, menthe

Passez tous les ingrédients à la centrifugeuse et versez le jus obtenu dans un shaker avec un peu de glace pilée. Agitez avant de servir.

INGRÉDIENTS

- ½ ananas
- 2 carottes
- 1 poignée de persil frais
- 1 poignée de menthe fraîche

LE + SANTÉ

La carotte est réputée pour améliorer la vision mais combiné au jus de persil, son pouvoir est décuplé. En effet, le jus de persil améliore la vision mais soigne aussi les cataractes et les conjonctivites. L'ananas, lui, rend les yeux plus clairs et plus lumineux. Ce cocktail est donc excellent pour les yeux et est en plus délicieux grâce à la fraîcheur de la menthe.

Zoom sur le persil

Le persil est riche en vitamines A, C, acide folique, potassium, phosphore, fer et calcium. On le dit stimulant, diurétique, dépuratif, apéritif, vermifuge, antiscorbutique. Au même titre que l'ail et l'oignon, c'est un aliment médicament aussi utile sur le plan gustatif que pour ses nombreux effets bénéfiques sur la santé.

JUS de brocoli

INGRÉDIENTS

Quelques branches de brocoli

Sel, poivre

1 jus de citron

Après les avoir lavées, placez les branches dans la centrifugeuse avec un peu d'eau selon la quantité souhaitée. Ajoutez à votre gré quelques gouttes de jus de citron, sel et poivre.

LE + SANTÉ

Le jus de brocoli est une excellente source de vitamines C, de folacine et de potassium. Il contient aussi de la vitamine A, du magnésium, du zinc et du phosphore. On le dit anticancérigène comme les autres jus de la famille des choux. Contenant du sulphoraphane, le brocoli aurait des pouvoirs régénérant sur le système immunitaire, d'où son action anti-vieillissement.

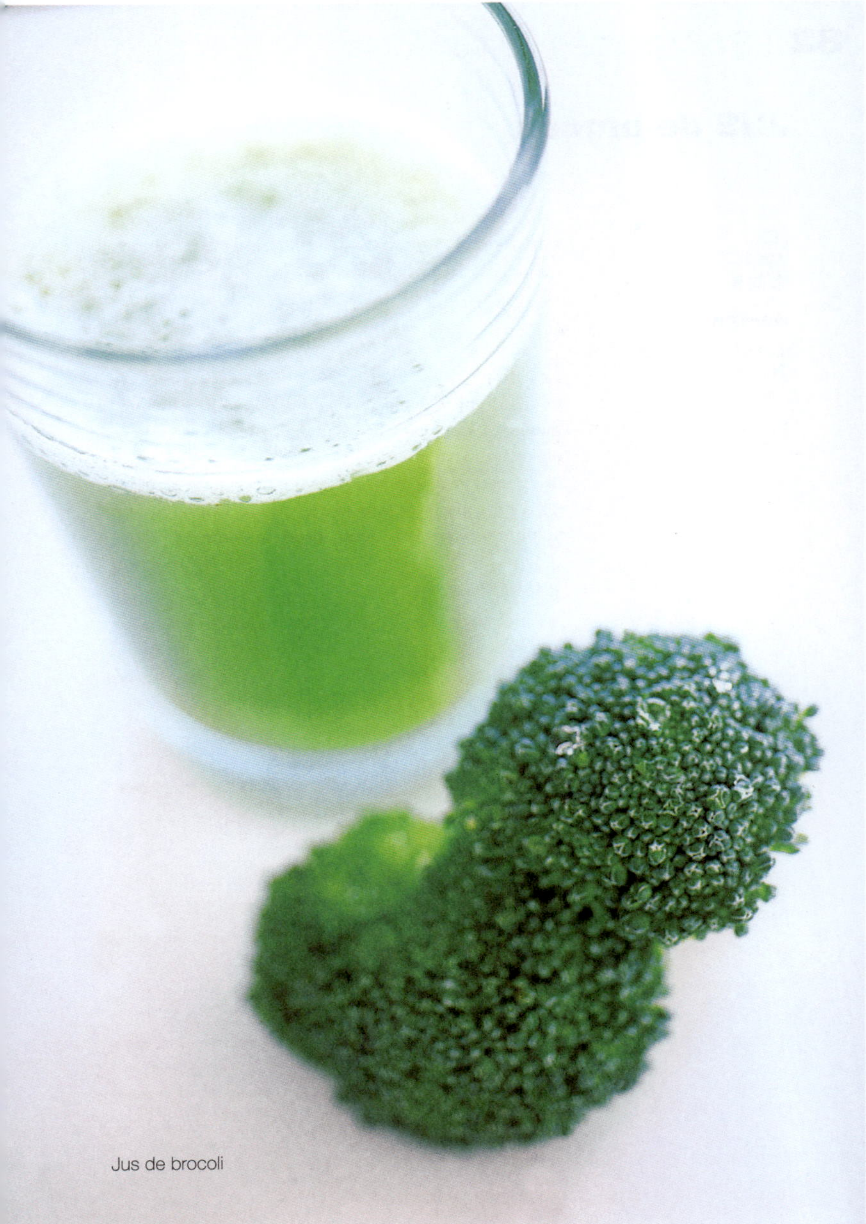

Jus de brocoli

JUS de papaye

INGRÉDIENTS

1 papaye

On peut trouver le jus de papaye en nectar, dans certains rayons frais. Vous pouvez le faire vous-même à la centrifugeuse ou au blender en tamisant la purée obtenue au chinois. La chair donne toutefois peu de jus, ajoutez de l'eau selon la quantité souhaitée.

LE + SANTÉ

Le jus de papaye est une excellente source de vitamine C, potassium et vitamine A (bêtacarotène), il contient également du magnésium et du calcium. On le dit stomachique et diurétique. L'association vitamine C et bêtacarotène contenue dans ce jus limite les effets nocifs des radicaux libres qui jouent un rôle dans l'apparition des cancers et maladies cardiaques. Par ailleurs, le jus de papaye facilite la digestion. Ce fruit antiâge a des propriétés antioxydantes et immunostimulantes exceptionnelles.

COCKTAIL papaye, carotte, orange

INGRÉDIENTS

½ papaye
3 carottes
2 oranges

Passez la papaye et les carottes à la centrifugeuse. Dans un shaker, mélangez le jus obtenu avec le jus de deux oranges et un peu de glace pilée. Dégustez très frais.

LE + SANTÉ

Un excellent cocktail énergisant grâce à la vitamine C contenue dans les trois fruits. Sa teneur en bêtacarotène en fait une boisson idéale pour la peau et le teint.

COCKTAIL tomate, brocoli

Passez à la centrifugeuse trois ou quatre belles tomates bien mûres avec quelques branches de brocoli coupées en morceaux. Versez le jus obtenu dans un shaker avec une cuillerée à café de jus d'ail, une pincée de sel et de poivre et de la glace pilée. Agitez bien avant de servir.

LE + SANTÉ

Ce jus convient aux déminéralisés, aux personnes pléthoriques, aux rhumatisants et artérioscléreux. Il est bénéfique également pour le sang et on le dit anti-cancérigène, notamment grâce aux propriétés du brocoli qui contient des bêtacarotènes. Ce légume « fleur » est également riche en vitamine C. Ce cocktail régénérant aide à lutter contre les radicaux libres qui peuvent endommager les cellules et entraîner des maladies.

INGRÉDIENTS

4 tomates

Quelques branches de brocoli

Ail

SMOOTHIE pomme, potiron, citron

INGRÉDIENTS

4 pommes

1 petit potiron ou quelques quartiers

1 citron

Passez à la centrifugeuse quatre belles pommes coupées en morceaux puis mixez la chair du potiron de manière à obtenir la même quantité de jus de pomme et de purée de potiron.

Mélangez au blender le jus de pomme, la purée de potiron et le jus d'un citron avec un peu de glace pilée pendant quelques secondes jusqu'à obtention d'une consistance mousseuse et homogène.

LE + SANTÉ

Ce cocktail est une bonne source de potassium et de vitamines A et C. Tonique et décongestionnant, c'est un excellent jus aux propriétés antioxydantes permettant de lutter contre les effets nocifs des radicaux libres sur l'organisme. Le potiron est très riche en bêtacarotène, un antioxydant excellent pour la peau et pour la vision.

SMOOTHIE mangue, fruit de la passion

Placez dans le blender la chair d'une mangue épluchée, dénoyautée, avec le contenu d'un fruit de la passion. À défaut, vous pouvez également utiliser le jus frais du commerce pour remplacer un ingrédient manquant. On peut aussi remplacer le jus du fruit de la passion par celui de deux oranges pressées. Mixez l'ensemble obtenu avec le jus d'un citron et de la glace pilée. Servez très frais.

INGRÉDIENTS

1 mangue
1 fruit de la passion
1 citron

LE + SANTÉ

Un jus exotique et rafraîchissant, très riche en vitamine C et sels minéraux. Il est également une bonne source de bêtacarotène, antioxydant naturel qui joue un rôle pour renforcer les défenses de l'organisme et aide à prévenir les dégâts occasionnés par les radicaux libres. Les antioxydants présents dans la mangue renforcent naturellement les défenses cellulaires antivieillissement.

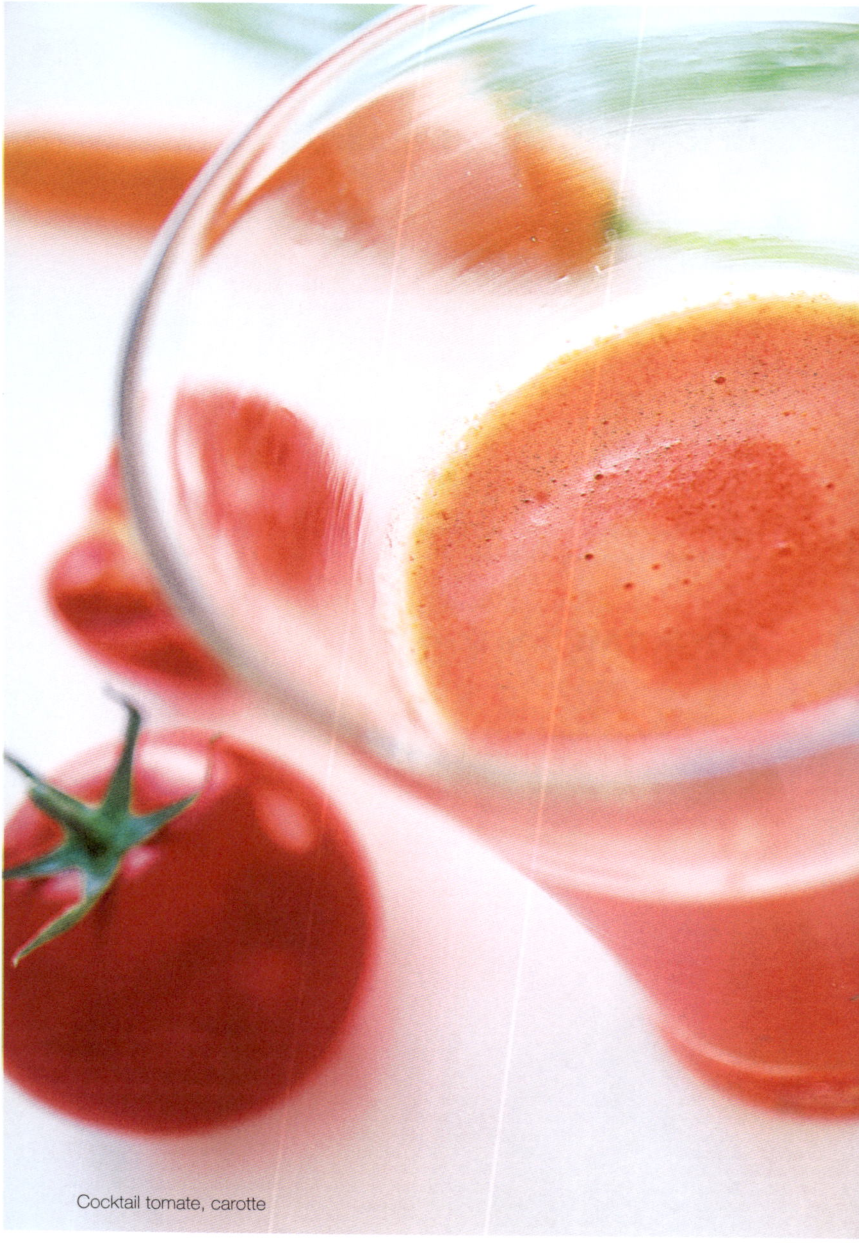

Cocktail tomate, carotte

COCKTAIL tomate, carotte

Passez à la centrifugeuse une ou deux carottes et une ou deux belles tomates bien mûres.

Ajoutez à votre goût un peu de glace pilée, un jus de citron et une pincée de sel.

INGRÉDIENTS

2 carottes

2 tomates

LE + SANTÉ

Un délicieux cocktail aux propriétés antioxydantes, riche en bêtacarotène qui aide à prévenir les effets nocifs des radicaux libres sur l'organisme. Il est recommandé entre autres pour retarder les effets du vieillissement et prévenir certaines maladies comme les cancers et maladies cardiaques.

COCKTAIL abricot, carotte

Passez à la centrifugeuse quatre abricots bien mûrs, dénoyautés, avec quatre carottes lavées et essuyées, coupées en petits morceaux, et un peu d'eau selon la quantité souhaitée. Ajoutez selon votre goût une pincée de sel, quelques glaçons ou un peu de glace pilée.

INGRÉDIENTS

4 abricots

4 carottes

LE + SANTÉ

Un cocktail très riche en bêtacarotène et vitamines, idéal pour renforcer les défenses de l'organisme et améliorer le teint de la peau. Il combat les effets du vieillissement et aide à se prémunir contre certains cancers.

SMOOTHIE kiwi, mangue, citron

INGRÉDIENTS

4 kiwis

1/2 mangue (ou 3 ou 4 tranches d'ananas)

1 citron

Pelez et mixez quatre kiwis avec une demi-mangue jusqu'à obtention d'une solution homogène. (À défaut de mangue, ce cocktail peut également se préparer avec trois ou quatre belles tranches d'ananas frais.) Mixez à nouveau l'ensemble quelques secondes avant de servir avec un peu de glace pilée et le jus d'un citron.

LE + SANTÉ

Riche en vitamine C et bêtacarotène, ce cocktail savoureux aux parfums exotiques renforce les défenses de l'organisme. Ses antioxydants aident à prévenir les dégâts des radicaux libres et les effets du vieillissement. Il joue également un rôle dans la prévention de certains cancers. Énergétique et stimulant, il est bénéfique avant l'effort, notamment pour les sportifs.

Zoom sur le kiwi

Il contient plus de vitamine C que l'orange ou le citron. 100 g suffisent pour couvrir les besoins journaliers. C'est également une bonne source de potassium. On le dit diurétique et il aurait une action bénéfique sur l'hypertension artérielle. Il contient la même enzyme que l'ananas, la bromélaïne, qui aide à la digestion des protéines. De plus, ses fibres font baisser le cholestérol.

SMOOTHIE abricot, mangue

Mixez quatre abricots bien mûrs après les avoir soigneusement lavés et dénoyautés avec la pulpe d'une demi-mangue jusqu'à obtention d'une solution homogène. Ajoutez un peu de glace pilée et une cuillerée à café de miel. Mixez à nouveau quelques secondes et servez frais.

INGRÉDIENTS

4 abricots
1/2 mangue
Miel

LE + SANTÉ

Un délicieux smoothie, riche en bêtacarotène et vitamine C, c'est l'une des combinaisons idéales pour faire le plein d'antioxydants naturels pour lutter contre les effets du vieillissement et l'apparition de certains cancers comme des maladies cardiovasculaires.

Les jus et smoothies pour une santé au top

Les jus et smoothies facilitant la digestion

De nombreuses personnes souffrent de digestion difficile, flatulences, météorisme et paresse intestinale. Quelquefois ces symptômes peuvent révéler une maladie sous-jacente ; s'ils persistent, n'hésitez pas à consulter votre médecin. Néanmoins, dans la majorité des cas, ils sont secondaires ou favorisés par de mauvaises habitudes alimentaires. Il est alors aisé de régulariser les fonctions digestives en adoptant une meilleure hygiène de vie, en modifiant l'apport de certains produits mais aussi en mangeant des repas plus légers et à heures fixes.

Les plantes, légumes et fruits permettent de régler et d'améliorer un grand nombre de problèmes digestifs.

Fruits, légumes et plantes recommandés : abricot, ananas, artichaut, avocat, céleri, cerise, chou, fenouil, fraise, framboise, gingembre, groseille, orange, pamplemousse, pêche, persil, pomme, prune, raisin, rhubarbe, tomate.

COCKTAIL melon, laitue, poire, citron

INGRÉDIENTS

1/2 melon

1 petit cœur de laitue

1 poire

1 citron

Passez à la centrifugeuse un demi-melon bien mûr, pas trop gros, coupé en petits morceaux.

Ajoutez le cœur d'une laitue soigneusement lavée et les quartiers d'une belle poire. Recueillez le jus obtenu dans un shaker puis mélangez-le avec un peu de glace pilée et le jus d'un citron. Agitez bien avant de servir très frais.

LE + SANTÉ

Un excellent jus diurétique, utile en cas de constipation et aux vertus antistress.

COCKTAIL ananas, pamplemousse

INGRÉDIENTS

2 pamplemousses

¼ d'ananas

Préparez le jus de deux pamplemousses, mixez un quart d'ananas bien mûr dans un blender ou passez-le à la centrifugeuse. Mélangez les deux jus dans un shaker avec un peu de glace pilée. Pour le goût, il est intéressant d'ajouter avec l'ananas trois ou quatre belles fraises si vous en avez.

LE + SANTÉ

Un jus très agréable aux vertus digestives et dépuratives. Il aide à éliminer les toxines, permet de lutter contre la paresse intestinale et a une action protectrice contre l'artériosclérose. Par ailleurs, il est également un bon tonique aux vertus défatigantes.

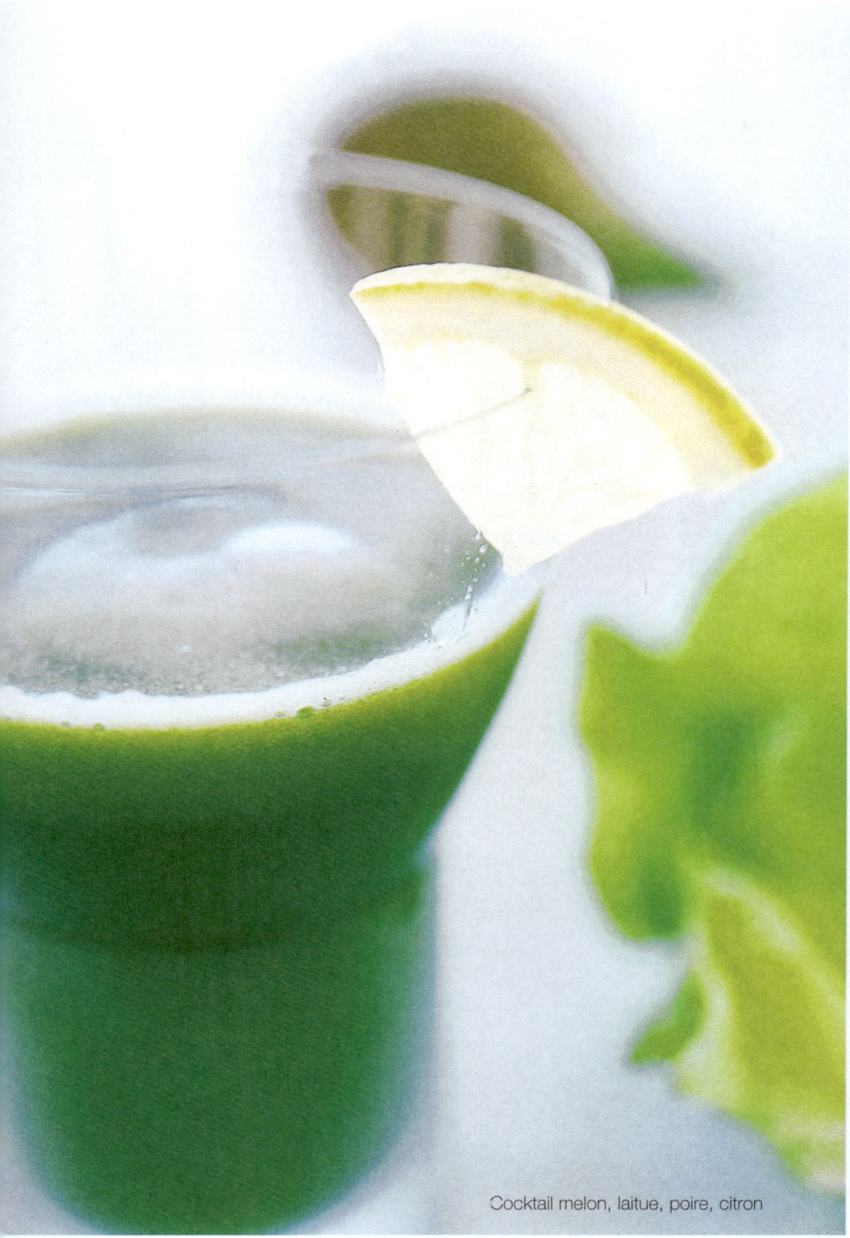
Cocktail melon, laitue, poire, citron

COCKTAIL citron, menthe

INGRÉDIENTS

2 citrons

6 feuilles de menthe fraîche

Mettez le jus de deux citrons pressés dans un grand verre, ajoutez six feuilles de menthe préalablement pilées, de la glace et de l'eau gazeuse. Agitez avant de servir.

LE + SANTÉ

Un mélange très rafraîchissant, surtout en été, qui facilite la digestion. On le dit également carminatif, antispasmodique et antirhumatismal.

SMOOTHIE avocat, concombre

INGRÉDIENTS

2 concombres

1 avocat

Placez dans le bol du blender deux concombres soigneusement lavés et un avocat pelé et coupé en morceaux. Mixez jusqu'à obtention d'un mélange crémeux. Ajoutez le jus d'un citron pressé, un peu de glace pilée ou un yaourt maigre selon votre goût et mixez à nouveau quelques secondes. Servez frais.

LE + SANTÉ

Ce cocktail est à la fois nutritif et rafraîchissant. Il facilite la digestion et a des propriétés dépuratives.

COCKTAIL carotte, persil, fenouil

Placez dans la centrifugeuse les quatre carottes, le bouquet de persil et le fenouil soigneusement lavés et coupés en morceaux. Vous pouvez également réaliser le même jus au blender mais à condition de le filtrer avant de servir.

Ajoutez une pincée de sel et le jus d'un demi-citron. Servez très frais et ajoutez au besoin quelques glaçons.

INGRÉDIENTS

4 carottes

3 ou 4 branches de persil

1 fenouil

LE + SANTÉ

Ce cocktail est très bénéfique pour le système digestif. Il est stimulant, reminéralisant. On le dit aussi stomachique, antispasmodique et il aide à combattre les flatulences.

ZOOM SUR LE FENOUIL

Le fenouil est l'allié des régimes grâce à son faible apport calorique. Par ailleurs, il apporte une bonne sensation de satiété alors que ses graines facilitent la digestion et diminuent les flatulences. Il est expectorant, soulageant toux et asthme. Il est aussi tonique, diurétique, laxatif. Chez la femme, il stimule la venue des règles et la montée du lait.

SMOOTHIE ananas, pastèque

INGRÉDIENTS

1/4 d'ananas

1/4 de pastèque

Mixez un quart d'ananas frais, épluché, coupé en petits morceaux avec un quart de pastèque jusqu'à obtention d'une solution homogène.

Ajoutez quelques glaçons, un peu de sucre ou un yaourt maigre selon votre goût pour épaissir le mélange, mixez à nouveau quelques secondes.

LE + SANTÉ

Un jus très frais, désaltérant, apéritif, qui facilite la digestion et qui est dépuratif grâce à la présence de nombreux minéraux.

COCKTAIL tomate, fenouil, citron

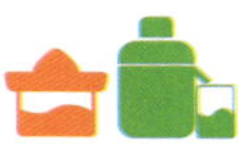

INGRÉDIENTS

1 tomate

1 citron

1 bulbe de fenouil

Quelques branches de persil

Passez à la centrifugeuse une tomate bien mûre coupée en petits morceaux, un bulbe de fenouil et quelques branches de persil. Mélangez le jus obtenu dans un shaker avec celui d'un citron pressé et un peu de glace pilée.

LE + SANTÉ

Un jus recommandé en cas de troubles digestifs, de flatulences et de météorisme. Tonique, il est apéritif et stomachique ; il est aussi stimulant, légèrement laxatif et antispasmodique.

Le fenouil est aussi l'allié des régimes grâce à son faible apport calorique, tout en procurant une bonne sensation de satiété.

COCKTAIL pomme, cerise

Passez à la centrifugeuse deux belles pommes coupées en morceaux avec une poignée de cerises équeutées et dénoyautées. Mélangez le jus obtenu dans un shaker avec un peu de glace pilée avant de servir. Vous pouvez également ajouter de l'eau gazeuse si vous désirez un cocktail pétillant.

INGRÉDIENTS

2 pommes

1 poignée de cerises

LE + SANTÉ

Un cocktail très rafraîchissant qui régularise le transit intestinal et stimule les défenses de l'organisme. Il est utile également pour abaisser le taux de cholestérol. La richesse en sucre des cerises lui donne une grande valeur énergétique. Il est aussi légèrement diurétique et laxatif.

Zoom sur la pomme

C'est un excellent coupe-faim peu calorique tout en étant tonique et antifatigue, ce qui en fait le fruit de choix des régimes hypocaloriques. La pomme régularise le transit intestinal. Elle a un effet bénéfique sur le taux de cholestérol. Elle est diurétique, antidiarrhéique. C'est un bon décongestionnant lymphatique. Elle est également utile dans les affections rhumatismales. Son sucre, le fructose, aide au maintien du taux de glycémie dans le sang et à la prévention de l'hypoglycémie. La pomme est une bonne source de vitamine C. Crue, elle nettoie les dents et désinfecte la bouche.

SMOOTHIE ananas, raisin, framboise

INGRÉDIENTS

1/4 d'ananas
1 grappe de raisin
100 g de framboises

Mixez un quart d'ananas frais coupé en petits morceaux avec les grains soigneusement lavés d'une belle grappe de raisin noir et 100 g de framboises fraîches. Servez frais avec quelques glaçons.

LE + SANTÉ

Un jus agréable, tonique et dépuratif, il est digestif, diurétique, stomachique et désintoxiquant. La quercétine, pigment contenu dans le raisin, favorise la digestion et, combinée au jus de framboise et d'ananas, elle fait de ce cocktail une boisson digestive.

Zoom sur le raisin

C'est un fruit énergétique avec une forte proportion de glucides. Il est conseillé aussi bien aux convalescents qu'aux sportifs. Le jus de raisin est utilisé en cure de désintoxication de l'organisme.

SMOOTHIE pomme, fraise, carotte

Passez au blender quatre carottes épluchées et coupées en morceaux. Ajoutez les quartiers d'une belle pomme et quatre ou cinq fraises bien mûres sans meurtrissures. Vous pouvez également préparer ce jus à la centrifugeuse.

Servez frais avec quelques glaçons ou de la glace pilée.

INGRÉDIENTS

4 carottes
1 pomme
4 ou 5 fraises

LE + SANTÉ

Un cocktail riche en vitamines C et A, potassium, magnésium. Il est également tonique, dépuratif, diurétique, reminéralisant et facilite la digestion.

ZOOM SUR LA FRAISE

C'est une excellente source de vitamine C et sels minéraux. La fraise a des propriétés dépuratives, diurétiques, reminéralisantes et astringentes. Elle est conseillée en période de convalescence et pour les états anémiques. On la recommande aussi pour soigner les rhumatismes et pour régulariser le transit intestinal. Elle est très efficace en masque de beauté pour redonner éclat et souplesse à la peau.

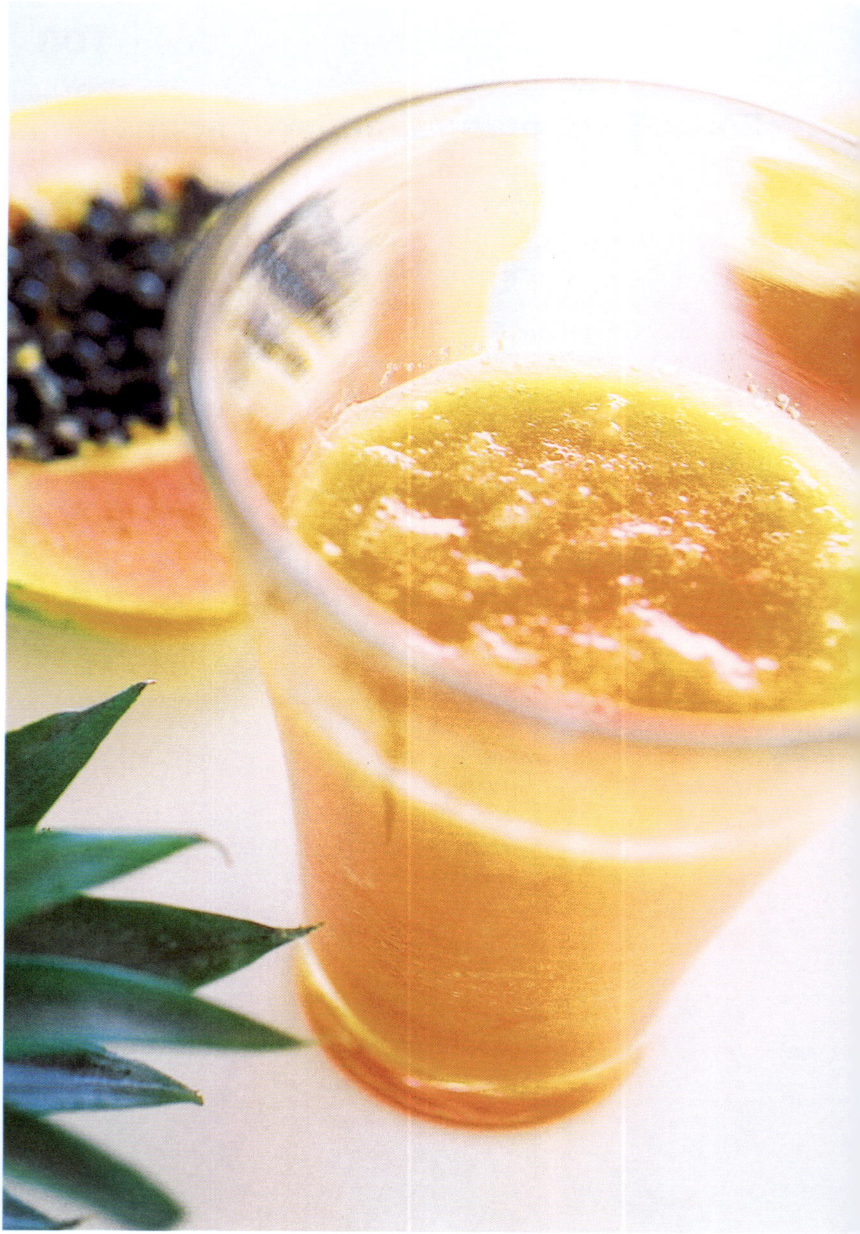

SMOOTHIE orange, papaye, ananas

Mixez le contenu d'une demi-papaye bien mûre avec un quart d'ananas frais ; vous pouvez également préparer ces jus à la centrifugeuse. Dans un shaker, ajoutez le jus recueilli à celui d'une orange pressée et un peu de glace pilée. Agitez bien et servez frais.

INGRÉDIENTS

1 orange
1/4 d'ananas
1/2 papaye

LE + SANTÉ

Un jus tropical savoureux qui représente une bonne source de vitamine C, de sels minéraux et d'oligo éléments. Il est tonique, dépuratif ; on le dit aussi stomachique et diurétique.

COCKTAIL carotte, chou, poivron

INGRÉDIENTS

4 carottes

1/2 chou (ou 1/4 selon la grosseur)

1 poivron

2 échalotes

Prenez quatre belles carottes bien lavées et non épluchées, un demi-chou, un poivron et deux échalotes. Passez l'ensemble à la centrifugeuse puis mélangez le jus dans un shaker avec de la glace pilée, un peu de poivre, de sel selon votre goût et quelques gouttes de jus de citron.

LE + SANTÉ

Ce jus est stimulant, régénérant et reminéralisant. La présence du chou dans ce cocktail facilitera la digestion et aidera à lutter contre les douleurs gastriques et intestinales.

Zoom sur le poivron

À poids égal, il contient deux ou trois fois plus de vitamine C qu'une orange ; le poivron rouge en est plus riche que le poivron vert. Un autre atout, sa richesse en bêtacarotène, reconverti dans l'organisme en vitamine A. On le dit également stimulant et diurétique.

Les jus et smoothies améliorant la circulation

Une mauvaise circulation sanguine peut être à l'origine de nombreux maux : jambes lourdes, varices, crampes, engourdissements, picotements, migraines…

Les causes sont diverses et il convient de consulter votre médecin en cas de symptômes persistants mais il existe des remèdes naturels et efficaces pour améliorer la circulation sanguine. Parmi eux la marche, le vélo, le port de vêtements amples, mais surtout une alimentation saine et naturelle comprenant beaucoup de fruits et légumes. Les jus proposés dans ce chapitre contiennent des ingrédients qui vous aideront à améliorer votre circulation.

SMOOTHIE concombre, ail, persil

INGRÉDIENTS

2 concombres
2 gousses d'ail
2 branches de persil

Placez dans le bol du blender deux concombres épluchés, ajoutez deux gousses d'ail et deux ou trois branches de persil. Mixez l'ensemble des ingrédients une vingtaine de secondes puis ajoutez une pincée de sel, quatre glaçons ou un yaourt maigre à votre goût pour épaissir le cocktail et mixez à nouveau quelques secondes.

LE + SANTÉ

Un cocktail très frais, dépuratif, tonique, stomachique, diurétique et bénéfique pour la circulation sanguine.

Zoom sur l'ail

L'ail aurait un effet bénéfique sur le système cardiovasculaire ; fluidifiant le sang, il diminue la tension et fait baisser le taux de cholestérol. Il aurait également un pouvoir antioxydant utile pour prévenir les effets du vieillissement et l'apparition de certains cancers. Il est par ailleurs antiallergique, diurétique et antibactérien. Son inconvénient majeur réside dans la forte odeur qu'il donne à l'haleine. L'ail, enfin et surtout, est un excellent tonique général.

COCKTAIL raisin, orange

Passez à la centrifugeuse les grains d'une belle grappe de raisin bien mûr soigneusement lavée au préalable. Placez le jus dans un shaker et ajoutez une orange pressée avec un peu de glace pilée.

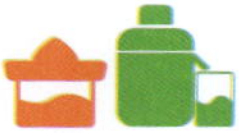

INGRÉDIENTS

1 belle grappe de raisin

1 orange

LE + SANTÉ

Un jus très désaltérant et très frais qui est un bon tonique général aux propriétés dépuratives, diurétiques, cholagogues et légèrement laxatives. Le jus de raisin est connu pour améliorer la circulation sanguine en augmentant l'élasticité des vaisseaux sanguins, tout comme le jus d'orange qui booste le flux sanguin grâce à sa teneur en vitamine C.

SMOOTHIE avocat, chocolat

Placez dans le bol de votre blender le lait, l'avocat dénoyauté, épluché et coupé en morceaux, le cacao et le miel. Mixez quelques instants avec un peu de glace pilée. Dégustez frais.

INGRÉDIENTS

200 ml de lait

1 avocat

2 c. à s. de cacao

1 c. à s. de miel

LE + SANTÉ

Ce riche et délicieux smoothie est un puissant protecteur vasculaire grâce à sa richesse en vitamine E, ce qui en fait un excellent cocktail pour améliorer la circulation sanguine.

SMOOTHIE pêche, orange

INGRÉDIENTS

1 orange

2 pêches

1 yaourt nature

1 c. à c. de miel ou de sirop d'érable

Pressez l'orange et versez le jus obtenu dans le bol de votre blender. Ajoutez les pêches coupées en morceaux, le yaourt nature et le miel ou le sirop d'érable. Mixez jusqu'à obtenir un mélange homogène. Ajoutez un peu de glace pilée et mixez à nouveau.

LE + SANTÉ

Un smoothie estival savoureux et rafraîchissant bourré de vitamine C. Cette boisson est conseillée contre les jambes lourdes car la pêche contient des anthocyanes qui aident à lutter contre la rétention d'eau.

Les jus et smoothies antirhumatismes

Douleurs articulaires et rhumatismes sont le lot de tout organisme vieillissant. Mais une bonne alimentation et un peu d'exercice permettent de prévenir un grand nombre de ces maladies et peuvent améliorer un état pathologique déclaré. Là encore, plantes et jus faciles à préparer et réputés efficaces dans leurs propriétés sont souvent d'un soutien curatif non négligeable.

Fruits, légumes et plantes recommandés : ail, artichaut, carotte, cassis, céleri, cerise, chou, citron, fenouil, fraise, laitue, melon, persil, pissenlit, poire, pomme, prune, oignon, radis, raisin, romarin, tomate.

JUS de cassis

INGRÉDIENTS

Une poignée de cassis

On peut trouver facilement le jus de cassis dans le commerce mais il sera nettement meilleur au goût et gardera de plus grandes vertus médicinales si vous le faites vous-même avec une grosse poignée de fruits frais et bien lavés, passés au blender ou à la centrifugeuse pour en extraire le jus qui est très rafraîchissant et a de nombreuses propriétés curatives.

LE + SANTÉ

Le jus de cassis est riche en vitamine C et bêtacarotène. Il combat les infections intestinales d'origine bactérienne grâce à ses propriétés antiseptiques. À poids égal, il contient quatre fois plus de vitamine C que l'orange. Il est riche en acide citrique, potassium et calcium. C'est également un protecteur des muqueuses. Il stimule le foie et la rate et soulage les affections rhumatismales.

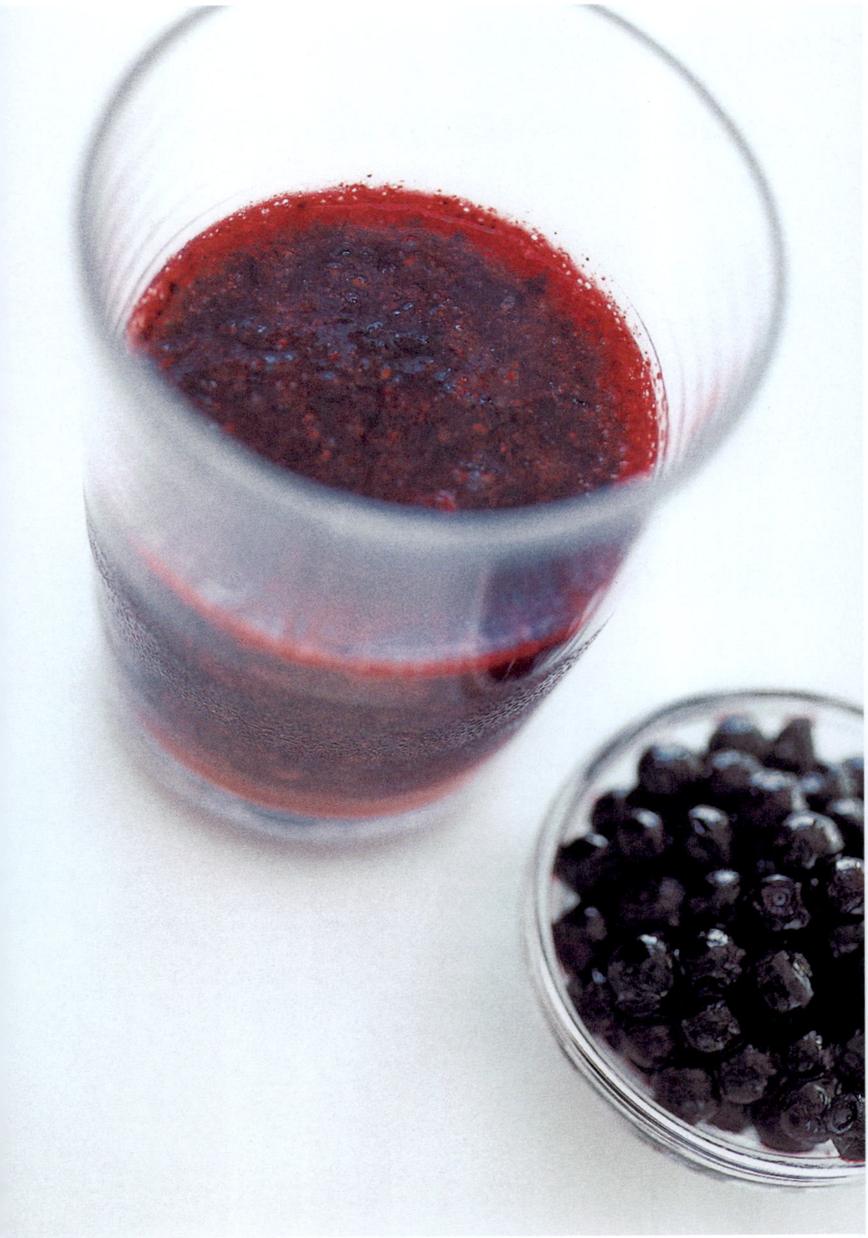

COCKTAIL tomate, concombre, radis rouge

INGRÉDIENTS

4 tomates
2 concombres
3 ou 4 radis rouges

Passez à la centrifugeuse les tomates, les concombres et les radis rouges. Mixez les jus obtenus jusqu'à obtention d'une consistance crémeuse et ajoutez une cuillerée à café de jus de citron et un peu de glace pilée.

LE + SANTÉ

Un cocktail antiscorbutique et antirhumatismal, très apéritif et rafraîchissant. Il est également désintoxiquant et légèrement diurétique.

SMOOTHIE pomme, poire

INGRÉDIENTS

2 pommes
1 poire

Passez au blender deux belles pommes et une poire coupées en morceaux avec un peu de glace pilée. Filtrez au besoin avant de servir. Vous pouvez également préparer ce même cocktail avec une centrifugeuse afin de ne recueillir que le jus des fruits.

LE + SANTÉ

Un jus facile à faire, digestif, rafraîchissant et tonique. Il associe les qualités des deux fruits et est bénéfique en cas de fatigue nerveuse, d'hypertension et de rhumatismes. C'est un bon décongestionnant hépatique, légèrement diurétique et laxatif.

SMOOTHIE fraise, framboise

Passez au blender les 250 g de fraises et les 250 g de framboises avec un peu d'eau selon la quantité souhaitée jusqu'à obtention d'une solution homogène, puis ajoutez quelques glaçons, le jus d'un citron, un peu de sucre de canne et mixez à nouveau quelques secondes. Servez frais.

LE + SANTÉ
Ce mélange délicieux, tonique, bénéfique en cas de rhumatismes et de goutte grâce à l'acide salicylique qu'il contient, est également dépuratif, reminéralisant et diurétique.

INGRÉDIENTS

250 g de fraises
250 g de framboises
Le jus d'1 citron

SMOOTHIE fraise, pomme

Placez tous les ingrédients dans le bol de votre blender et mixez jusqu'à obtenir une texture homogène. Ajoutez un peu de glace pilée et mixez encore quelques instants. Dégustez très frais.

LE + SANTÉ
Ce smoothie, puissant remède contre la goutte, l'arthrite et les rhumatismes, est également riche en fer et en vitamine C.

INGRÉDIENTS

200 g de fraises
1 pomme
1 yaourt nature
1 c. à c. de miel ou de sirop d'érable

COCKTAIL betterave, concombre, céleri, carotte

INGRÉDIENTS

4 carottes
1/2 betterave
2 concombres
1/4 de céleri

Passez à la centrifugeuse quatre carottes, la moitié d'une betterave, deux concombres et un quart de céleri. Versez le jus obtenu dans un shaker avec un peu de glace pilée. Agitez avant de servir.

LE + SANTÉ

Ce jus marie bien les saveurs des différents légumes. Il est tonique, dépuratif, antirhumatismal. Il convient également pour les personnes souffrant d'anémies ou nerveuses..

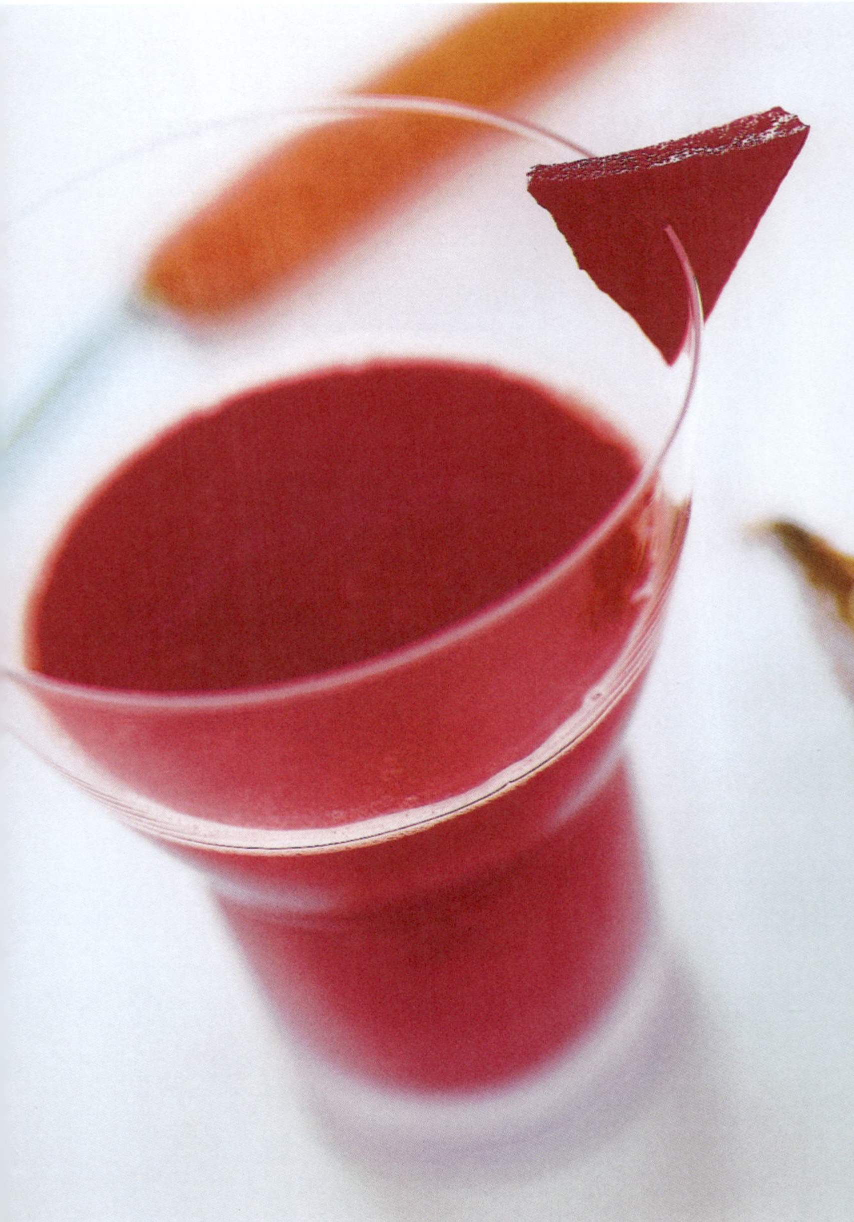

Les jus et smoothies contre les problèmes cardiovasculaires

Les maladies cardiovasculaires représentent l'une des premières causes de mortalité des pays dits développés et leur taux ne cesse d'augmenter.

La santé du cœur est influencée par de nombreux facteurs. Certains sont indépendants de notre volonté, comme l'hérédité par exemple. D'autres éléments sont par contre sous notre contrôle et il est en notre pouvoir d'en diminuer l'influence sur l'organisme. Il est donc important de surveiller notre alimentation. Certains aliments sont conseillés pour leur action bénéfique dans la prévention des maladies cardiovasculaires. Parmi ceux-ci se trouvent naturellement un grand nombre de légumes et de fruits frais contenus dans les cocktails proposés ci-après.

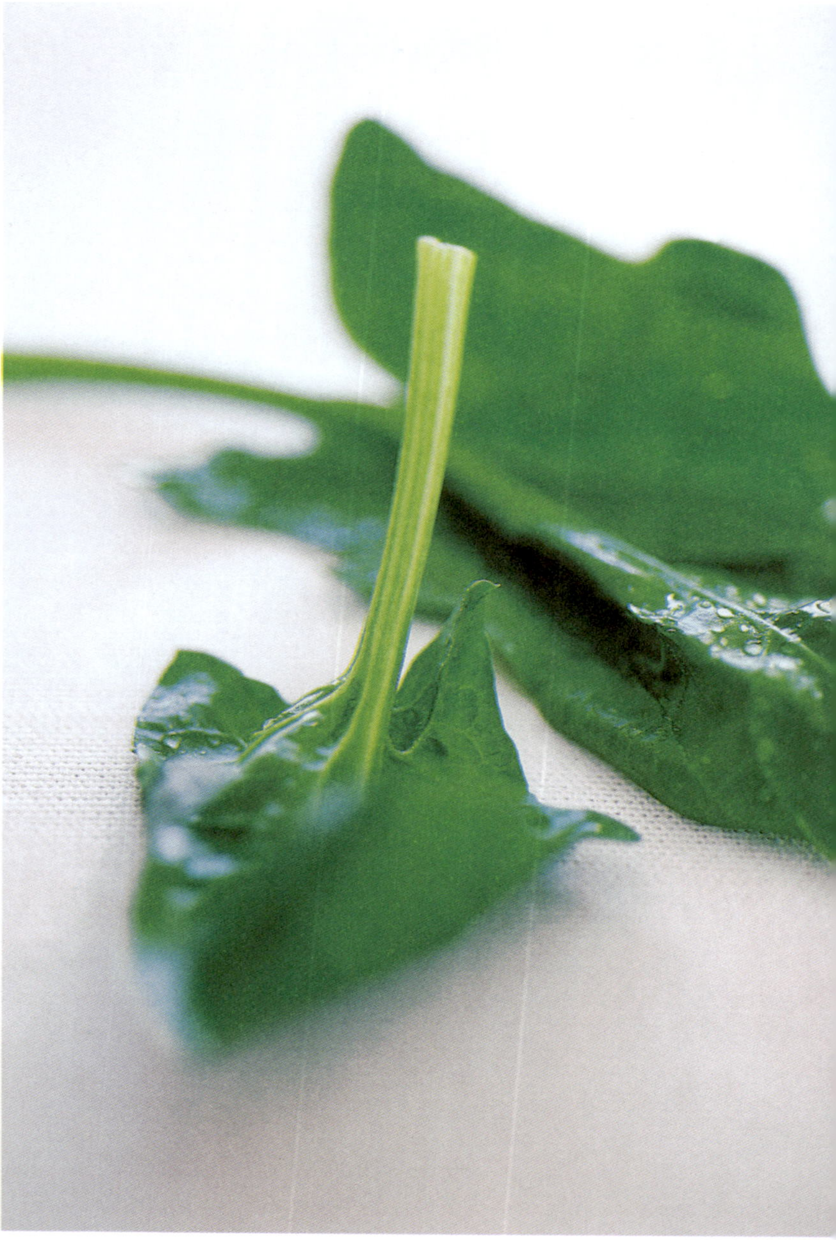

COCKTAIL épinard, carotte, ail

Lavez soigneusement les épinards puis égouttez-les. Pelez deux gousses d'ail, lavez sans les éplucher quatre belles carottes. Passez le tout coupé en petits morceaux à la centrifugeuse. Mélangez dans un shaker avec un peu de glace pilée. Ajoutez sel et poivre selon votre goût.

INGRÉDIENTS

150 g d'épinards
2 gousses d'ail
4 carottes

LE + SANTÉ

Ce jus excellent est une véritable boisson de santé, riche en vitamines, sels minéraux et oligoéléments. Il est particulièrement recommandé pour les personnes qui souffrent de maladies cardiovasculaires ou d'hypertension et en cas d'anémie.

Zoom sur l'épinard

Même s'il ne contient pas autant de fer que la légende le prétend, l'épinard est tout de même riche en bêtacarotène, vitamine C, potassium, sels minéraux, ce qui en fait un bon reminéralisant. Il aurait une action préventive sur certains cancers. Il est riche en vitamine B9 recommandée aux femmes enceintes. Il régularise la tension artérielle et jouerait un rôle utile dans les cas d'anémie.

SMOOTHIE banane, kiwi

INGRÉDIENTS

1 banane
5 kiwis
1 citron
2 c. à s. de sirop d'érable ou de miel

Mixez tous les ingrédients au blender avec un peu de glace pilée. Dégustez frais.

LE + SANTÉ

Un délicieux smoothie recommandé aux personnes souffrant d'hypertension grâce à la présence du kiwi qui ferait baisser la pression artérielle.

SMOOTHIE pomme, poire, orange

INGRÉDIENTS

1 orange
½ yaourt nature
1 poire
1 pomme
1 c. à c. de miel

Pressez l'orange. Versez-en le jus dans votre blender avec le yaourt nature, la poire et la pomme lavées et coupées en morceaux et le miel. Mixez jusqu'à obtenir un mélange homogène.

LE + SANTÉ

Ce smoothie, en plus d'être gourmand, permettrait de réduire la tension artérielle, grâce aux antioxydants contenus dans la poire et à l'hespéridine présente dans l'orange. Il est donc recommandé en cas de troubles cardiovasculaires.

SMOOTHIE banane, framboise

Placez tous les ingrédients dans le bol de votre blender et mixez jusqu'à obtenir un mélange homogène. Ajoutez un peu de glace pilée et mixez à nouveau. Dégustez très frais.

INGRÉDIENTS

1 banane

100 g de framboises

½ yaourt nature

1 c. à c. de sirop d'érable ou de miel

LE + SANTÉ

Outre sa richesse en potassium, en vitamine C et en manganèse, ce smoothie possède un pouvoir antioxydant qui permet de lutter contre certains cancers et contre les maladies cardiovasculaires.

SMOOTHIE pure pomme

Dans le bol de votre blender, versez le lait. Ajoutez les pommes coupées en morceaux, le miel et les petits-beurre. Mixez jusqu'à obtenir un mélange homogène. Ajoutez un peu de glace pilée et mixez à nouveau. Dégustez très frais.

INGRÉDIENTS

35 cl de lait

2 pommes

1 c. à c. de miel

2 petits-beurre pour plus d'onctuosité (facultatif)

LE + SANTÉ

La pomme a de nombreuses vertus. Elle a un faible apport calorique, apporte une grande satiété et contient beaucoup de sels minéraux. Mais elle est également riche en antioxydant et une consommation régulière réduirait le risque de maladies cardiovasculaires.

Les jus et smoothies antirhume et antitoux

Lorsque l'organisme est affaibli, que ses défenses immunitaires sont amoindries, il devient plus sensible aux infections virales donnant des rhumes ou des grippes. Déclarés, ils ne réagissent à aucun traitement spécifique mais offrent un terrain favorable à une affection secondaire qu'il conviendra de prévenir ou de traiter médicalement. Il est préférable de consommer des aliments riches en vitamines C et A, mais aussi en oligoéléments (fer et zinc). Les aliments qui apportent de la vitamine E et du bêtacarotène permettent également de renforcer les défenses de l'organisme.

Fruits et légumes recommandés : abricot, avocat, banane, brocoli, carotte, cassis, chou, citron, épinard, fenouil, fraise, goyave, groseille, kiwi, orange, pamplemousse, poivron, pomme, tomate.

COCKTAIL citron, miel

INGRÉDIENTS

1 ou 2 citrons
1 c. à c. de miel

Le jus de citron est très facile à préparer avec un presse-agrumes. Mélangez-le avec une tasse d'eau chaude et un peu de miel. Selon votre goût, vous pouvez également saupoudrer le jus de citron de gingembre en poudre pour obtenir une boisson tonique et pimentée.

LE + SANTÉ

L'éloge du citron n'est plus à faire ; il représente, comme tous les agrumes, une excellente source de vitamine C, en moyenne 50 à 80 mg pour 100 g. Il aide à combattre la fatigue et possède des vertus antioxydantes. Recommandé pour ses propriétés antirhumatismales, c'est également un antiseptique naturel efficace.

COCKTAIL orange, carotte, betterave

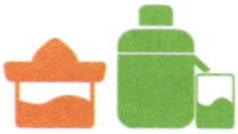

INGRÉDIENTS

1 orange
2 carottes
½ betterave

Pressez l'orange à l'aide d'un presse-agrumes. Passez les carottes et la betterave coupées en morceaux à la centrifugeuse. Versez le jus obtenu dans un shaker avec le jus d'orange et un peu de glace pilée et agitez.

LE + SANTÉ

Un cocktail très riche en vitamines C et antioxydants. Idéal au cœur de l'hiver pour lutter contre le rhume.

COCKTAIL tomate, céleri, thym

Passez les tomates et les branches de céleri à la centrifugeuse. Versez le jus obtenu dans un shaker avec le thym (les feuilles seulement). Agitez.

LE + SANTÉ

Plein de vitamine C, ce cocktail sera un allié puissant pour lutter contre le rhume, surtout associé aux vertus médicinales du thym.

INGRÉDIENTS

2 tomates

2 branches de céleri

Une branche de thym frais

COCKTAIL pomme, carotte, gingembre, lait de coco

Passez la pomme, les carottes et le gingembre épluché à la centrifugeuse. Versez le jus obtenu dans un shaker avec le lait de coco et un peu de glace pilée et agitez.

LE + SANTÉ

Ce cocktail est très énergisant grâce à sa forte teneur en vitamine C. De plus, la monolaurine contenue dans le lait de coco permettrait de lutter contre un grand nombre de virus dont ceux de la grippe et du rhume.

INGRÉDIENTS

1 pomme

2 carottes

2 cm de gingembre

100 à 150 ml de lait de coco

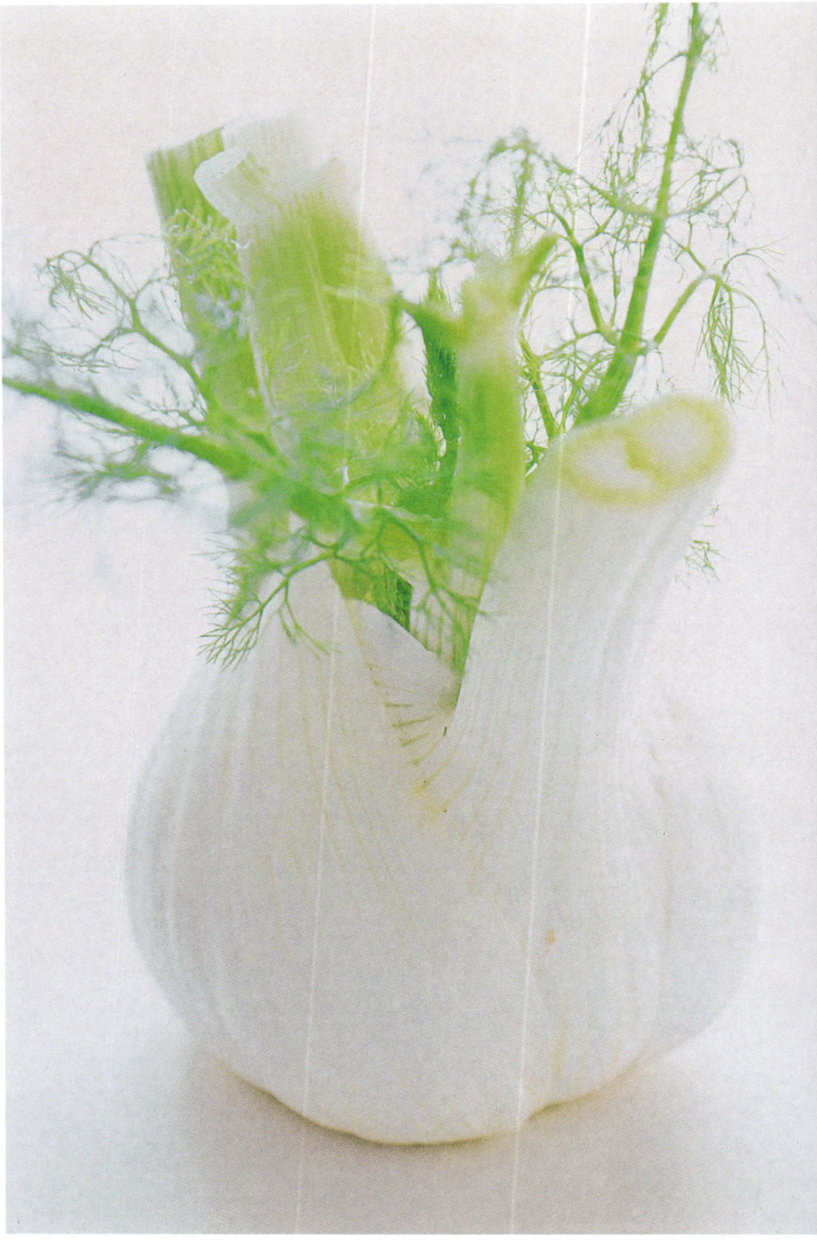

COCKTAIL carotte, pomme, fenouil

Passez à la centrifugeuse les carottes, la pomme et le fenouil coupés en morceaux. Servez après avoir mélangé le jus dans un shaker avec de la glace pilée et les feuilles de thym.

LE + SANTÉ

Un cocktail très vitaminé idéal pour lutter contre les infections hivernales. Le fenouil en particulier est connu pour être un antitussif efficace.

INGRÉDIENTS

2 carottes
1 pomme
½ bulbe de fenouil
Une branche de thym

COCKTAIL pomme, carotte

Passez à la centrifugeuse une pomme coupée en morceaux avec quatre carottes soigneusement lavées. Ce cocktail peut également se préparer en ajoutant 100 g de betterave, non cuite, selon votre goût. Servez après avoir mélangé le jus dans un shaker avec de la glace pilée.

LE + SANTÉ

Un cocktail tonique et excellent qui aide à régulariser le transit intestinal, renforce les défenses de l'organisme et permet de prévenir les états de fatigue. Il est reminéralisant, dépuratif, également utile en cas d'anémie. La quercétine présente dans la pomme est un puissant antioxydant qui permet de lutter contre l'enrouement, la toux et les affections pulmonaires.

INGRÉDIENTS

1 pomme
4 carottes

COCKTAIL carotte, gingembre

INGRÉDIENTS

4 carottes

2 cm de gingembre

Passez à la centrifugeuse les carottes coupées en morceaux et le gingembre épluché. Versez le jus obtenu dans un shaker avec un peu de glace pilée et agitez.

LE + SANTÉ

Un cocktail énergisant et revitalisant. Le gingembre est connu pour être un excellent traitement contre les toux sèches et productives.

COCKTAIL pomme, navet

INGRÉDIENTS

2 pommes

1 navet

Passez à la centrifugeuse les pommes et le navet coupés en morceaux. Servez après avoir mélangé le jus dans un shaker.

LE + SANTÉ

Grâce à ses propriétés antiseptiques et anti-inflammatoires, le navet est très utile contre la toux. Il fait de ce cocktail une boisson énergétique efficace pour lutter contre les maux de gorge, la toux et les enrouements.

COCKTAIL céleri, betterave

Préparez à la centrifugeuse le jus de betterave et de céleri. Mettez les jus dans un shaker. Ajoutez le jus d'un demi-citron pressé, du sel et un yaourt maigre si vous le désirez plus onctueux. Agitez bien avant de servir très frais.

INGRÉDIENTS

1 betterave
1 céleri
1 citron

LE + SANTÉ

La betterave et le céleri se conjuguent pour donner un jus décongestionnant hépatique et rénal, dépuratif, énergétique qui convient bien aux personnes déminéralisées. Très efficace également contre la toux.

Zoom sur le céleri

Un excellent légume pour les régimes minceur car il est très peu calorique. On le dit également diurétique. Il aurait des vertus antistress et diminuerait la tension artérielle. Son jus est bénéfique pour les ulcères et les blessures. Ses fibres sont utiles en cas de paresse intestinale. Il est conseillé en cas de calculs rénaux car il est source d'acide oxalique. Il a également une action antirhumatismale. Ses graines traitent grippe, rhume et indigestion.

Les jus et smoothies antimigraine

La migraine est caractérisée par des maux de tête violents siégeant dans une moitié du visage ou du crâne, à la différence de la simple céphalée.

Elle peut s'accompagner de tout un cortège de symptômes associés, comme des troubles visuels, des nausées, des vomissements, une sensibilité à la lumière. Elle est souvent précédée par des signes annonciateurs du type fatigue, sautes d'humeur, faim, soif. D'autres fois elle coïncide avec une période du cycle chez la femme. Enfin, dans bien des cas, elle survient sans préavis.

La crise peut durer de quelques heures à plusieurs jours et peut devenir invalidante, obligeant le sujet à rester allongé dans le noir. Les personnes souffrant de sévères crises doivent recourir à un traitement médical spécifique.

COCKTAIL betterave, concombre

INGRÉDIENTS

1 ou 2 betteraves

1 concombre

Préparez à la centrifugeuse le jus de betterave et de concombre. Mettez-les dans un shaker avec un peu de glace pilée et agitez. Dégustez très frais.

LE + SANTÉ

Ce cocktail rafraîchissant aide à lutter contre les maux de tête grâce à la richesse en eau du concombre et la teneur en potassium de la betterave.

COCKTAIL carotte, betterave, épinard, concombre, noix

INGRÉDIENTS

2 carottes

1 betterave

Une poignée de feuilles d'épinard

Une petite poignée de cerneaux de noix

Passez les carottes, la betterave et les épinards à la centrifugeuse. Versez le jus obtenu dans le bol de votre blender avec les noix et un peu de glace pilée. Mixez jusqu'à obtenir un mélange homogène.

LE + SANTÉ

Un cocktail calmant et rafraîchissant. Cette boisson soulage la migraine et les noix y apportent un côté plus savoureux. Si elles sont chez vous un élément déclencheur de migraines, supprimez-les.

COCKTAIL pomme, céleri, gingembre

Passez tous les ingrédients à la centrifugeuse. Versez le jus obtenu dans un shaker avec un peu de glace pilée et agitez.

LE + SANTÉ

Un cocktail calmant idéal pour chasser les maux de tête. Le gingembre est l'un des analgésiques naturels les plus puissants qui soit et l'un des remèdes les plus efficaces contre la migraine.

INGRÉDIENTS

1 pomme
4 branches de céleri
2 cm de gingembre

Zoom sur le gingembre

Le gingembre est apéritif, il stimule et favorise la digestion. Il permet de lutter efficacement contre la dyspepsie et les flatulences. Il est aussi diurétique, fébrifuge et antiseptique, utile dans le traitement de la toux et du rhume. On le dit également efficace pour soulager les douleurs rhumatismales. C'est un excellent tonique général qui agit comme révulsif, c'est-à-dire qu'il amène un flux de sang aux organes périphériques. Il a également la réputation de stimuler le désir sexuel, c'est pourquoi de tout temps il fut employé dans la composition des élixirs amoureux.

SMOOTHIE fraise, pastèque, noix, miel

INGRÉDIENTS

100 g de fraises

¼ de pastèque

Une petite poignée de cerneaux de noix

1 c. à c. de miel

Placez tous les ingrédients dans le bol de votre blender avec un peu de glace pilée. Mixez jusqu'à obtenir un mélange homogène.

LE + SANTÉ

Ce délicieux smoothie ultra hydratant et riche en magnésium aide à lutter contre les vertiges qui accompagnent souvent les migraines.

COCKTAIL carotte, chou, céleri, gingembre

Passez tous les ingrédients à la centrifugeuse. Versez le jus obtenu dans un shaker avec un peu de glace pilée et agitez.

INGRÉDIENTS

2 carottes
2 feuilles de chou frisé
2 branches de céleri
2 cm de gingembre

LE + SANTÉ

Un cocktail de légumes riche en magnésium. Ce dernier est nécessaire pour rétablir l'équilibre nerveux et musculaire et permet donc de diminuer la fatigue et le stress, facteurs de migraines.

Zoom sur le chou

C'est avant tout une excellente source de vitamine C et de potassium. Le chou serait d'une grande utilité dans la prévention des cancers, en particulier celui du côlon et de l'estomac. Il régularise les fonctions intestinales et a des vertus apéritives. Il est peu calorique, conseillé pour les régimes. Sa bonne teneur en minéraux en fait également un légume conseillé en cas d'anémie.

Les jus et smoothies anti gueule de bois

La gueule de bois est une sensation désagréable qui advient après une consommation excessive d'alcool. Elle atteint son maximum lorsque le taux d'alcoolémie redevient nul. Ses principaux symptômes sont une sensation de faiblesse, de la fatigue, des maux de tête, des nausées, des difficultés de concentration.

Le meilleur remède contre la gueule de bois est bien sûr de diminuer sa consommation d'alcool mais d'autres astuces peuvent être efficaces : boire beaucoup d'eau pour contrebalancer la déshydratation, manger léger, se reposer. La consommation de certains aliments est également recommandée pour redonner les bons minéraux à son corps.

JUS de citron

INGRÉDIENTS

1 ou 2 citrons

Le jus de citron est très facile à préparer avec un presse-agrumes. On peut l'associer à la plupart des mélanges pour les agrémenter. Selon la quantité souhaitée, ajoutez de l'eau plate ou gazeuse et au besoin un peu de sucre : voici une excellente boisson désaltérante et bénéfique pour l'organisme. Selon votre goût, vous pouvez également saupoudrer le jus de citron de gingembre en poudre pour obtenir une boisson tonique et pimentée.

LE + SANTÉ

Le citron est un antiseptique naturel efficace qui nettoie l'organisme. Un verre de jus de citron dilué avec de l'eau chaude vous aidera à lutter contre la gueule de bois.

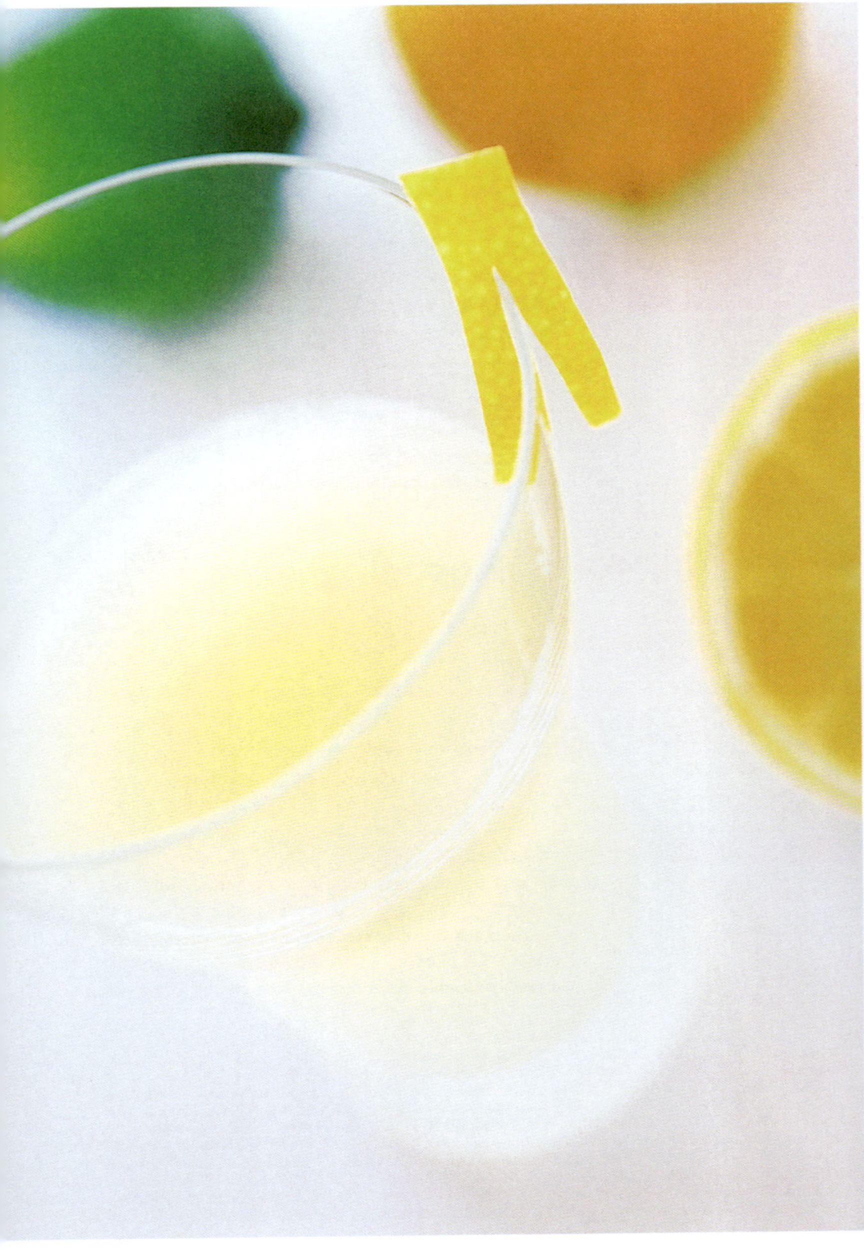

JUS de radis noir

INGRÉDIENTS

Un gros radis noir

Passez le radis noir coupé en morceaux à la centrifugeuse. On le consomme en petite quantité ou mélangé à d'autres jus en raison de son goût peu agréable.

LE + SANTÉ

Le radis est un bon reminéralisant, riche en vitamine C, potassium et sels minéraux. C'est un bon draineur du foie et de la vésicule biliaire et donc un remède des plus efficaces contre la gueule de bois.

SMOOTHIE banane, gingembre

INGRÉDIENTS

2 bananes
2 yaourts nature
2 cm de gingembre
2 c. à c. de miel

Épluchez les bananes, coupez-les en morceaux et placez-les dans le bol de votre blender avec les yaourts, le gingembre, le miel et 5 glaçons. Mixez jusqu'à obtenir un mélange homogène. Dégustez très frais.

LE + SANTÉ

Un très bon remède contre la gueule de bois. La teneur en fructose du miel aide à éliminer l'alcool en augmentant les réserves de potassium perdues en urinant. La banane, également riche en potassium remet l'estomac à l'endroit et lutte contre l'état de fatigue.

Les jus et smoothies aphrodisiaques

Ce que nous mangeons a un effet sur chaque partie de notre corps. Les recettes qui suivent contiennent des ingrédients connus pour être des aphrodisiaques, c'est à dire pour booster la libido et améliorer les performances sexuelles.

Cependant, si vous avez de véritables problèmes dans ce domaine, il est conseillé de consulter un médecin.

SMOOTHIE ananas, framboise

INGRÉDIENTS

¼ d'ananas

1 poignée de framboises

1 yaourt nature

Passez l'ananas à la centrifugeuse. Versez le jus obtenu dans le bol de votre blender avec les framboises, le yaourt et un peu de glace pilée. Mixez jusqu'à obtenir un mélange homogène. Dégustez très frais.

LE + SANTÉ

Ce délicieux cocktail est bourré de zinc, nutriment connu pour améliorer les performances sexuelles puisqu'il aide à lancer la production de testostérone. Ce cocktail permet une absorption complète du zinc grâce à la présence des pépins de framboise.

Zoom sur la framboise

Voilà un délicieux fruit, plein de ressources, riche en vitamine C et sels minéraux. Il stimule l'appétit et la digestion, il est recommandé dans les troubles et paresses gastro-intestinales. Tonique, la framboise est utile en cas de fatigue générale. Elle est dite également sudorifique.

SMOOTHIE fraise, banane, sésame

Placez tous les ingrédients dans le bol de votre blender avec un peu de glace pilée. Mixez jusqu'à obtenir un mélange homogène.

INGRÉDIENTS

1 poignée de fraises
½ banane
1 yaourt nature
1 c. à c. de purée de sésame (tahin)

LE + SANTÉ

Un cocktail idéal à consommer avant toute activité physique grâce à sa forte teneur en potassium. Une boisson d'autant plus aphrodisiaque qu'elle contient une quantité importante de zinc.

COCKTAIL ananas, gingembre

Passez l'ananas et le gingembre pelé à la centrifugeuse. Versez le jus obtenu dans le bol de votre blender avec les feuilles de menthe et un peu de glace pilée. Mixez jusqu'à obtenir un mélange homogène. Dégustez très frais.

INGRÉDIENTS

1 ananas
2 cm de gigembre
1 poignée de feuilles de menthe fraîche

LE + SANTÉ

Le gingembre est connu pour ses propriétés vasodilatatrices grâce au gingérol qu'il contient. Il provoque une dilatation des vaisseaux sanguins et donc un afflux de sang dans le pénis et le clitoris ce qui provoque une certaine excitation. Ce cocktail est en plus délicieux.

Les jus et smoothies pour faire une cure détox

Vous souhaitez perdre quelques kilos, avoir une peau et des cheveux éclatants, un système immunitaire efficace, de l'énergie à revendre ? Profitez d'une cure détox pour vous revitaliser et prévenir les maladies.

L'idée de base de la cure détox est simple, elle consiste à revenir à une mono-diète ponctuée de jus de légumes et de fruits pour permettre à l'appareil digestif de prendre une pause et à notre corps de libérer les toxines accumulées au fil des semaines et des mois.

Des cures de jus détox pour purifier l'organisme

Le choix des fruits et légumes pour réaliser vos jus est important ; on peut citer parmi les plus courants : la carotte, la betterave, le céleri, le concombre, le fenouil ou l'ananas pour leurs vertus dépuratives. L'ananas, le citron et la pomme sont également connus pour leurs vertus détox et drainantes. Privilégiez les légumes pour votre cure, mais les fruits permettent d'adoucir le goût des jus.

Quelques règles à observer

Lors d'une cure détox, vous allez vous nourrir uniquement de jus de fruits et de légumes. Ne plus prendre de repas au sens conventionnel du terme et ne plus grignoter dans la journée n'est au début pas si facile. Vous pouvez donc commencer en douceur avec par exemple une seule journée de cure détox.

Pour les personnes habituées en revanche, la plupart des cures de jus frais se déclinent en 3 ou 5 jours. Ce n'est pas si terrible, tout est une question de motivation et vous vous sentirez en pleine forme après !

Un ou deux jours avant de débuter votre cure détox, commencez par alléger vos repas, retirez les protéines animales et les graisses et buvez beaucoup d'eau et de tisanes. Si vous êtes fumeur, essayez aussi d'arrêter de fumer.

Les effets secondaires possibles

Il se peut que certaines personnes manifestent des effets secondaires bénins et passagers (maux de tête, apparition de boutons, diarrhées.), surtout au début de la cure, mais c'est aussi un signe de réaction du corps à l'élimination des toxines

Les cures détox sont déconseillées aux femmes enceintes, à celles qui allaitent et aux personnes malades sous traitement médical.

Un conseil, faire ses jus soi-même

Pour être sûr de la qualité et faire diminuer le prix des jus, préparer ses propres jus à la maison est fortement conseillé mais à condition d'avoir une bonne centrifugeuse ou extracteur de jus et de choisir des végétaux issus de l'agriculture biologique.

Faites le plein de fruits et légumes bio

Pour votre cure détox, vous aurez besoin d'un certain nombre de fruits et de légumes frais et de saison dans votre cuisine. Il est très important que vous achetiez à l'avance ces produits bio, car les pesticides iraient à l'encontre de l'objectif visé.

Ne pas confondre cure détox et régime minceur

Même si la cure détox permet effectivement de perdre 1 ou 2 kilos en 3 à 5 jours, elle ne constitue pas pour autant un régime minceur.

Par contre, la cure peut être un moyen déclencheur et encourageant de commencer un régime, si on rééquilibre son alimentation par la suite.

Toutefois, pour éviter l'effet yoyo des régimes minceurs, il faut être patient et revoir dans la durée ses habitudes alimentaires pour rééquilibrer sa nutrition et faire du sport régulièrement.

Fixez-vous un objectif

Il est recommandé de commencer par trois jours de cure et conseillé d'aller jusqu'au bout ou même de ne faire qu'une seule journée, plutôt que d'abandonner une cure de 5 jours et plus.

Pour une cure détox de trois jours, il est préférable de suivre un plan global de cinq jours. Commencer par une journée pré-détox d'alimentation légère, puis 3 jours de détox avec des jus, et enfin une journée post-détox d'alimentation légère.

Décidez du bon moment pour faire votre cure détox

Le choix de la période est important quand il s'agit d'une cure détox. Vous devez disposer de temps le matin pour préparer vos jus et veiller à ne pas avoir d'activités trop prenantes et intenses lors de cette période de 3 à 5 jours, surtout si c'est votre première cure.

Beaucoup de personnes qui débutent font leur cure détox le week-end, du vendredi au dimanche car elles peuvent être chez elles la plupart du temps.

Le saviez-vous ?

Pour vos préparations de jus, il est bon d'avoir un ratio jus de fruits/jus de légumes autour de 20 / 80%.

Les jus de fruits peuvent contenir beaucoup de sucres et limiter l'effet détox.

Réservez d'ailleurs les jus de fruits au matin et les jus de légumes plutôt pour le déjeuner et le dîner.

Important

Buvez autant de jus que vous le souhaitez tout au long de la journée.

Une cure détox n'est pas censée vous donner faim. Votre corps aura besoin de calories, de vitamines et de nutriments tout au long de la journée. Pour cette raison, il n'y a aucune limite sur la quantité de jus à boire. Chaque fois que vous avez faim ou soif, buvez un jus. Vous devez boire un minimum de quatre jus par jour, et même si vous faites une cure détox pour perdre du poids, vous ne devez pas limiter votre consommation de jus.

Buvez beaucoup d'eau

Rester hydraté est extrêmement important lors d'une cure détox à base de jus. Cette eau aidera à éliminer les toxines de votre système et vous permettra de vous réhydrater. Il faut essayer de boire au moins ½ litre d'eau avec chaque jus. Vous pouvez diluer l'eau dans le jus ou les boire séparément. Vous devez également boire de l'eau entre deux jus.

Consommez du thé si vous n'aimez pas trop l'eau – plutôt du thé vert pour ses vertus antioxydantes !

Faites de l'exercice

Un peu d'exercice chaque jour pendant la cure vous permettra de faciliter l'élimination des toxines. Une petite marche en plein air ou quelques mouvements de gym ou de yoga vont vous faire du bien, mais bannissez les sports trop intenses qui pourraient vous fatiguer pendant les journées de cure.

Revenez progressivement à une alimentation normale

Après une période de transition, vous pouvez progressivement revenir à votre régime alimentaire par l'introduction d'aliments variés et de vos modes de consommation et de cuisson habituels.

Des recettes de jus détox

Vous trouverez ci-après des exemples pour deux journées de cure détox. Vous pouvez adapter ces jus selon vos goûts, vos envies et la saison à laquelle vous réalisez votre cure.

1er jour

COCKTAIL de fruits du matin

INGRÉDIENTS

½ pamplemousse
15 grains de raisin
250 g de myrtilles

Pressez le pamplemousse à l'aide d'un presse-agrumes. Versez le jus obtenu dans le bol de votre blender avec le raisin, les myrtilles et un peu de glace pilée. Mixez jusqu'à obtenir une consistance homogène. Dégustez frais.

LE + SANTÉ

Bourré de vitamines C et de flavonoïdes, ce cocktail dégusté le matin vous aidera à faire le plein d'énergie pour la journée. Il facilite également la digestion.

COCKTAIL de légumes du midi

INGRÉDIENTS

½ betterave
½ concombre
5 carottes

Passez tous les ingrédients à la centrifugeuse. Versez le jus obtenu dans un shaker avec du sel et du poivre selon le goût.

LE + SANTÉ

Un jus très énergétique grâce à sa teneur en glucides mais également très digeste et rafraîchissant.

COCKTAIL complet pour le soir

Passez tous les ingrédients à la centrifugeuse. Versez le jus obtenu dans un shaker avec le jus de citron, un peu de sel, de poivre et de glace pilée.

LE + SANTÉ

Un cocktail très riche en vitamines et en potassium ce qui en fait une boisson reminéralisante qui aurait une action préventive sur certains cancers.

INGRÉDIENTS

4 feuilles de chou frisé lavées

100 g d'épinards

1 pomme

2 branches de céleri

½ concombre

1 carotte

1 cm de gingembre

Le jus d'un citron

2ème jour

BOOSTER du matin

Passez les pommes, le concombre et les feuilles de chou à la centrifugeuse. Versez le jus obtenu dans un shaker avec le jus de l'orange et du citron et un peu de glace pilée. Agitez quelques instants.

LE + SANTÉ

Un cocktail super riche en vitamine C qui vous donnera de l'énergie pour la journée. La présence de chou et de concombre en fait en plus une boisson digestive.

INGRÉDIENTS

2 pommes

1 concombre

4 feuilles de chou vert lavé

1 orange

¼ de citron

JUS de tomate du midi

INGRÉDIENTS

2 tomates

1 gousse d'ail pelée

Une poignée de feuilles de basilic ou de menthe

¼ de citron

Passez les tomates et l'ail à la centrifugeuse avec les herbes aromatiques. Versez le jus dans un shaker avec le jus du citron. Agitez avant de déguster.

LE + SANTÉ

Le jus de tomate est riche en caroténoïdes et en potassium. Il contient également des vitamines (C et E), des sels minéraux et des oligoéléments. Il est peu calorique, apéritif, énergétique, désintoxiquant et reminéralisant.

JUS détox du soir

INGRÉDIENTS

1 betterave coupée en tranche

1 carotte

1 concombre

4 feuilles de chou frisé

1 pomme

¼ de citron

Passez tous les ingrédients à la centrifugeuse. Versez le jus obtenu dans un shaker avec le jus du citron, du sel et du poivre selon votre goût. Agitez avant de déguster.

LE + SANTÉ

Un jus détox énergétique grâce aux glucides contenus dans la betterave. Plein de vitamine C, ce cocktail vous aidera à bien digérer avant d'aller vous coucher.

Les jus et smoothies détox

Voici 14 recettes de jus que vous pouvez également boire pendant une cure détox. Ces jus sont à consommer sans modération, en variantes ou en supplément de ceux proposés ci-avant.

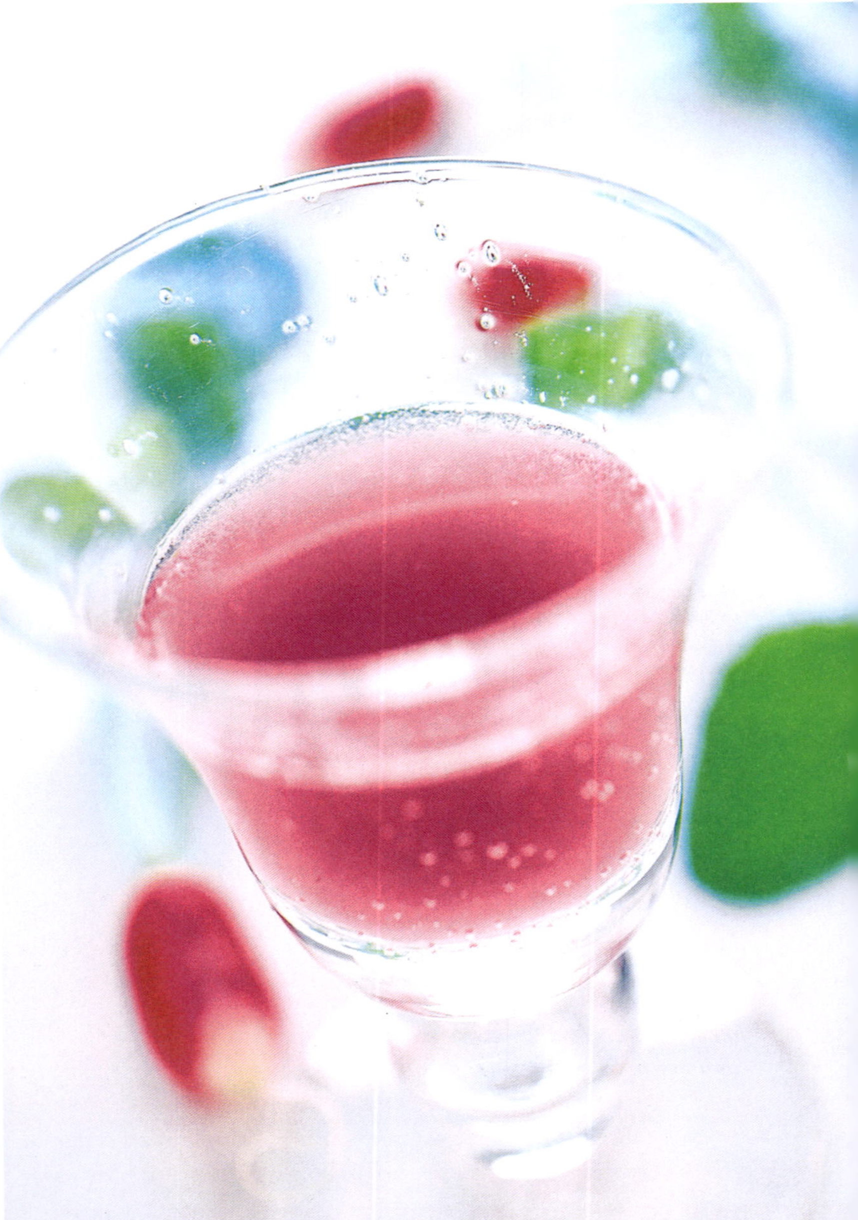

JUS de radis rouges

Comme tous les jus pimentés, le jus de radis est utilisé pour agrémenter les cocktails. On peut toutefois le consommer pur mais à petite dose. Placez plusieurs radis choisis fermes, sans meurtrissures et plutôt petits dans la centrifugeuse, ajoutez un peu d'eau selon la quantité souhaitée. Prendre une à deux cuillerées à café avant chaque repas. Le radis noir peut être gratté et lavé au préalable ou pelé.

INGRÉDIENTS

Une poignée de radis rouges ou noirs

Sel et poivre

LE + SANTÉ

Le radis est un bon reminéralisant, riche en vitamine C, potassium et sels minéraux. On le dit antiseptique, antiarthritique, antiscorbutique, antirhumatismal et apéritif. C'est un bon draineur du foie et de la vésicule biliaire.

Variante

Ajoutez une ou deux carottes pour un cocktail détox nourrissant et énergétique parfait pour le midi lors d'une cure.

Zoom sur le radis

Le radis contient des éléments sulfureux susceptibles de jouer un rôle dans la prévention de certains cancers. Son faible apport calorique le rend utile dans les régimes. On le dit également antiarthritique, antirhumatismal et apéritif.

JUS de myrtille

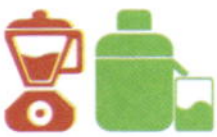

INGRÉDIENTS

Une petite barquette de myrtilles

La myrtille fait partie de la famille des airelles qui compte de nombreuses espèces. Choisissez-les bien mûres et colorées, sans meurtrissures. On peut les préparer au blender ou extraire le jus à la centrifugeuse. Servez très frais.

LE + SANTÉ

Le jus de myrtille est une bonne source de vitamine C, potassium, sodium et fibres. Il est recommandé pour traiter les infections intestinales et a des propriétés antibactériennes. Il est très efficace notamment contre les infections urinaires. Par ailleurs, il stimule la vésicule biliaire grâce à son sorbitol naturel.

Variante

Ajoutez quelques feuilles de menthe fraîche et le jus d'un demi-citron pour obtenir un cocktail fraîcheur et vitaminé idéal pour faire le plein d'énergie le matin.

JUS de mûre

Passez une poignée de mûres soigneusement lavées au blender ou à la centrifugeuse pour en extraire le jus. Ajoutez selon votre goût et la quantité souhaitée un peu d'eau. Comme pour les autres baies, vous pouvez aisément les congeler, ou vous les procurer dans un rayon de surgelés pour en profiter toute l'année.

INGRÉDIENTS

Une poignée de mûres à maturité

LE + SANTÉ

Le jus de mûre est riche en vitamine C, potassium, magnésium, phosphore, vitamine A. On le dit astringent, dépuratif et laxatif.

Variante

Vous pouvez ajoutez une ou deux pommes à ce jus de mûre. Cela fera un cocktail sucré idéal pour une pause vitaminée dans l'après-midi.

JUS de groseille

INGRÉDIENTS

Une poignée de groseilles

On extrait le jus de groseille comme les autres baies au blender ou à la centrifugeuse. Légèrement acidulé, le jus de groseille est l'un des moins riches en sucre mais est très rafraîchissant

LE + SANTÉ

Le jus de groseille est riche en vitamines, potassium et fibres. Il est une bonne source d'acide malique, citrique et tartrique. Recommandé aux arthritiques et rhumatisants, il contribue à l'élimination des urates. Il favorise également la digestion et convient bien aux diabétiques.

Variante

En ajoutant quelques centilitres de tisane à la verveine au jus de groseille, on obtient un cocktail aux propriétés apaisantes idéal avant de se coucher.

Zoom sur la groseille

Elle appartient à la même famille que le cassis qui est toutefois beaucoup plus riche en vitamine C. On la dit apéritive à jeun et digestive après les repas, notamment par son action hépatique. Elle a également des vertus diurétiques et laxatives et est recommandée en cas de constipation.

JUS de pruneau

On trouve dans le commerce du jus de pruneau conditionné. Évitez ceux qui sont additionnés de sucre ou de sirop. Vous pouvez bien sûr faire vous même votre jus de pruneau à l'aide d'une centrifugeuse.

INGRÉDIENTS

Pruneaux

LE + SANTÉ

Le jus de pruneau est riche en vitamine B6 et en potassium. Il contient également du fer, du magnésium, du phosphore, des vitamines (A, B12, C) et il a des propriétés laxatives.

Variante

Ajoutez une pomme et un centimètre de gingembre à 5 ou 6 pruneaux pour un cocktail étonnamment énergétique. À savourer très frais à tout moment de la journée.

COCKTAIL pastèque, myrtille

INGRÉDIENTS

Un gros morceau de pastèque (90 ml de jus)

Environ 200 g de myrtille (60 ml de jus)

Placez dans la centrifugeuse une portion de pastèque bien mûre de manière à recueillir 90 ml de jus. Faites de même avec une poignée de myrtilles bien lavées pour obtenir 60 ml de jus. Mélangez les deux jus obtenus dans un shaker avec un peu de glace pilée. Agitez bien avant de servir très frais.

LE + SANTÉ

Un jus original aux propriétés antibactériennes, utile notamment en cas d'infection urinaire. La pastèque donnera lors de la dégustation de ce cocktail rafraîchissant et dépuratif un sentiment de satiété qui sera idéal pour une pause dans la matinée.

Zoom sur la myrtille

Grâce à ses propriétés de bactéricide naturel, la myrtille est un médicament naturel contre les entérites, intoxications alimentaires, dysenteries, notamment contre l'Escherichia coli, les troubles gastro-intestinaux, les affections urinaires (cystite).

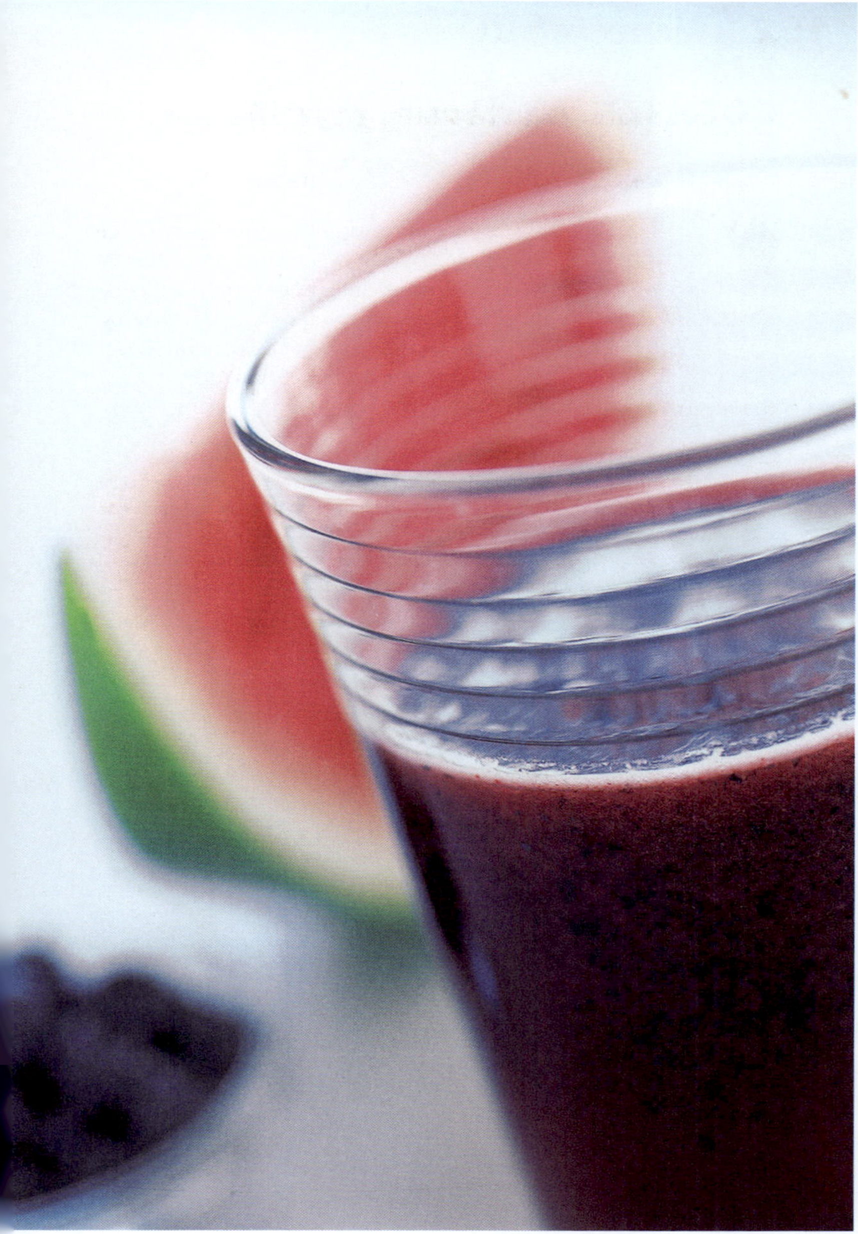

SMOOTHIE carotte, navet, céleri-rave, chou vert

INGRÉDIENTS

4 carottes

1 navet

1/2 chou vert (ou 1/4 selon grosseur)

1/2 céleri-rave (ou 1/4 selon grosseur)

Épluchez les carottes, le navet, découpez le chou vert et le céleri-rave. Placez le tout en petits morceaux dans la centrifugeuse une vingtaine de secondes jusqu'à obtention d'une solution homogène. Mélangez dans un shaker avec un peu de glace pilée, de sel, de poivre selon votre goût et quelques gouttes de jus de citron si vous le souhaitez. Servez très frais.

LE + SANTÉ

Ce jus rafraîchissant et tonique est une excellente source de vitamines et de sels minéraux. Il est revitalisant, particulièrement recommandé pour les personnes fatiguées, en convalescence et pour les sportifs. En cure détox, il sera parfait pour le midi.

JUS de poire

Le jus de poire est d'une saveur exquise. On le trouve facilement prêt à l'emploi dans le commerce. Préférez les jus 100 % jus de fruits, au rayon frais, sans additif ni colorant ou faites-le vous-même afin de profiter au mieux de ses qualités nutritives, il n'en sera que meilleur.

Choisissez quelques beaux fruits fermes, mûrs, pas trop durs, exempts de meurtrissures et de moisissures que vous passez à la centrifugeuse une fois lavés et coupés en morceaux. Ajoutez un peu d'eau selon la quantité souhaitée.

INGRÉDIENTS

1 ou 2 poires

LE + SANTÉ

Le jus de poire est riche en potassium, en acide folique, fer, sels minéraux et en vitamines A, B et C. Il est dit diurétique et laxatif ; le potassium qu'il contient contribue par ailleurs à la régulation de la pression artérielle.

Variante

Ajoutez une demi-cuillérée à café de cannelle à votre jus de poire. Vous obtiendrez un jus excellent pour la digestion grâce aux vertus de la cannelle.

COCKTAIL raisin, citron

INGRÉDIENTS

2 belles grappes de raisin, blanc ou noir

1 citron

Mettez dans la centrifugeuse les grains soigneusement lavés de deux belles grappes de raisin avec un peu d'eau selon la quantité souhaitée. Recueillez le jus et mélangez-le dans un shaker avec celui d'un citron pressé et un peu de glace pilée.

LE + SANTÉ

Un jus savoureux, riche en vitamine C, potassium, idéal comme dépuratif et pour chasser les toxines de l'organisme. On le dit diurétique, énergétique, cholagogue, laxatif, reminéralisant et tonique. On recommande volontiers sa consommation sous la forme d'une cure de 10 à 15 jours pour régénérer l'organisme à certaines périodes de l'année (en particulier au moment de la saison du raisin).

COCKTAIL concombre, tomate, persil

INGRÉDIENTS

2 concombres

1 tomate

Quelques branches de persil

Passez à la centrifugeuse deux concombres et une ou deux tomates bien mûres, coupés en petits morceaux et soigneusement lavés, avec quelques branches de persil. Ajoutez selon votre goût une pincée de sel et le jus d'un demi-citron. Servez bien frais.

LE + SANTÉ

Un jus tonifiant, désintoxiquant et dépuratif, idéal pour drainer les toxines. Son faible apport calorique en fait un allié idéal pour les régimes minceur. Lors d'une cure détox, consommez-le en encas ou le soir avant de vous coucher.

SMOOTHIE melon, kiwi

Au blender, mixez quatre ou cinq kiwis épluchés avec la portion du melon coupée en morceaux. Ajoutez quelques glaçons ou de la glace pilée et mixez encore quelques secondes.

INGRÉDIENTS

4 ou 5 kiwis

1/2 melon (ou 1/4 selon la grosseur)

LE + SANTÉ

Un jus très parfumé, riche en vitamine C et potassium. Il est apéritif, diurétique et légèrement laxatif. Ce cocktail a également des propriétés antioxydantes et permet donc de prévenir certains cancers. Idéal au petit déjeuner lors d'une cure détox.

COCKTAIL kiwi, pastèque, raisin

Passez à la centrifugeuse quatre kiwis épluchés, les grains d'une belle grappe de raisin bien mûr et le quart d'une pastèque épluchée et coupée en morceaux. Versez le jus obtenu dans un shaker avec un peu de glace pilée. Agitez bien avant de servir très frais

INGRÉDIENTS

4 kiwis

1/4 de pastèque

1 grappe de raisin

LE + SANTÉ

Un jus tonique et dépuratif, riche en vitamine C. Il draine les toxines de l'organisme et aide à renforcer ses défenses face au stress et à la fatigue. Grâce à sa teneur en potassium, ce cocktail est également diurétique et idéal en cure de désintoxication de l'organisme.

SMOOTHIE ananas, brocoli

INGRÉDIENTS

1/4 d'ananas

4 branches de brocoli

Mixez au blender le quart d'un ananas frais coupé en morceaux avec quatre branches de brocoli. Filtrez sur des glaçons ou mélangez dans un shaker avec un peu de glace pilée. Ce cocktail peut également être réalisé à la centrifugeuse.

LE + SANTÉ

Un jus original qui est une excellente source de vitamine C, de potassium et de magnésium. On le dit anticancérigène, notamment grâce aux brocolis, membres de la grande famille des choux. Il est par ailleurs diurétique, stomachique et désintoxiquant.

Zoom sur le brocoli

Riche en vitamine C et en bêtacarotène, le brocoli aurait une action préventive contre les cancers et les maladies cardiovasculaires. Ses substances azotées (indoles), auraient également un rôle protecteur anticancérigène reconnu. Ses fibres sont utiles au transit intestinal.

COCKTAIL ananas, pomme, fraise

Passez à la centrifugeuse deux belles pommes coupées en morceaux avec 200 g de fraises bien mûres et trois ou quatre tranches d'ananas frais. Mélangez le jus obtenu dans un shaker avec un peu de glace pilée et une cuillerée à café d'extrait d'amande sans alcool pour parfumer à votre goût.

INGRÉDIENTS

2 pommes
200 g de fraises
3 ou 4 tranches d'ananas

LE + SANTÉ

Un jus très rafraîchissant, tonique, désintoxiquant et qui est également une bonne source de vitamine C, potassium et magnésium. L'association de la pomme et de la fraise facilite la digestion ce qui fait de ce mélange un cocktail détox idéal en encas dans l'après-midi.

Les jus et smoothies énergisants

Pour se préparer à la performance, les sportifs doivent rechercher des aliments toniques et stimulants qui potentialisent leurs capacités. Certains fruits et légumes sont très riches et renferment les nutriments sollicités dans l'effort. Ils apportent également à l'organisme une bonne source de sucres lents adaptés à la dépense envisagée.

Dans ce chapitre, nous vous proposons des jus et cocktails de fruits et légumes, mais aussi des smoothies, renforcés de sources de protéines (yaourt, lait, etc.) ou d'excitants (café ou thé). Ces boissons sont à consommer avant ou après l'effort physique.

Fruits et légumes recommandés : abricot, agrumes, ananas, avocat, banane, betterave, café, carotte, céleri, concombre, épinard, figue, fraise, framboise, kiwi, mangue, noix de coco, orange, poire, pomme, pêche, prune, raisin, tomate.

SMOOTHIE à la banane

INGRÉDIENTS

1 ou 2 bananes

Une cuillerée à café de miel

On ne peut extraire le jus de la banane. Le seul moyen pour le préparer consiste à mettre une banane épluchée dans un blender avec un peu d'eau selon la quantité souhaitée ou de la glace pilée ; ajoutez à votre goût une cuillerée à café de miel. On l'utilise également sous la forme de purée, sa consistance et son goût servant pour confectionner de nombreux cocktails.

LE + SANTÉ

Le jus de banane est une bonne source de vitamines (A, B, C et E). C'est un jus très nourrissant, riche en glucides, qui convient bien aux sportifs et aux besoins liés à l'effort tant physique qu'intellectuel.

Zoom sur la banane

Les fibres de la banane sont utiles au transit intestinal qu'elles aident à réguler. La teneur de la banane en calcium et en sels minéraux en fait un reminéralisant qui est également conseillé aux sportifs avant et après l'effort. On dit qu'elle est aussi nourrissante que la pomme de terre et la viande. Elle est recommandée aussi bien aux travailleurs manuels qu'intellectuels et en période de convalescence. Elle est également excellente pour les enfants car elle développe le système osseux et favorise la croissance.

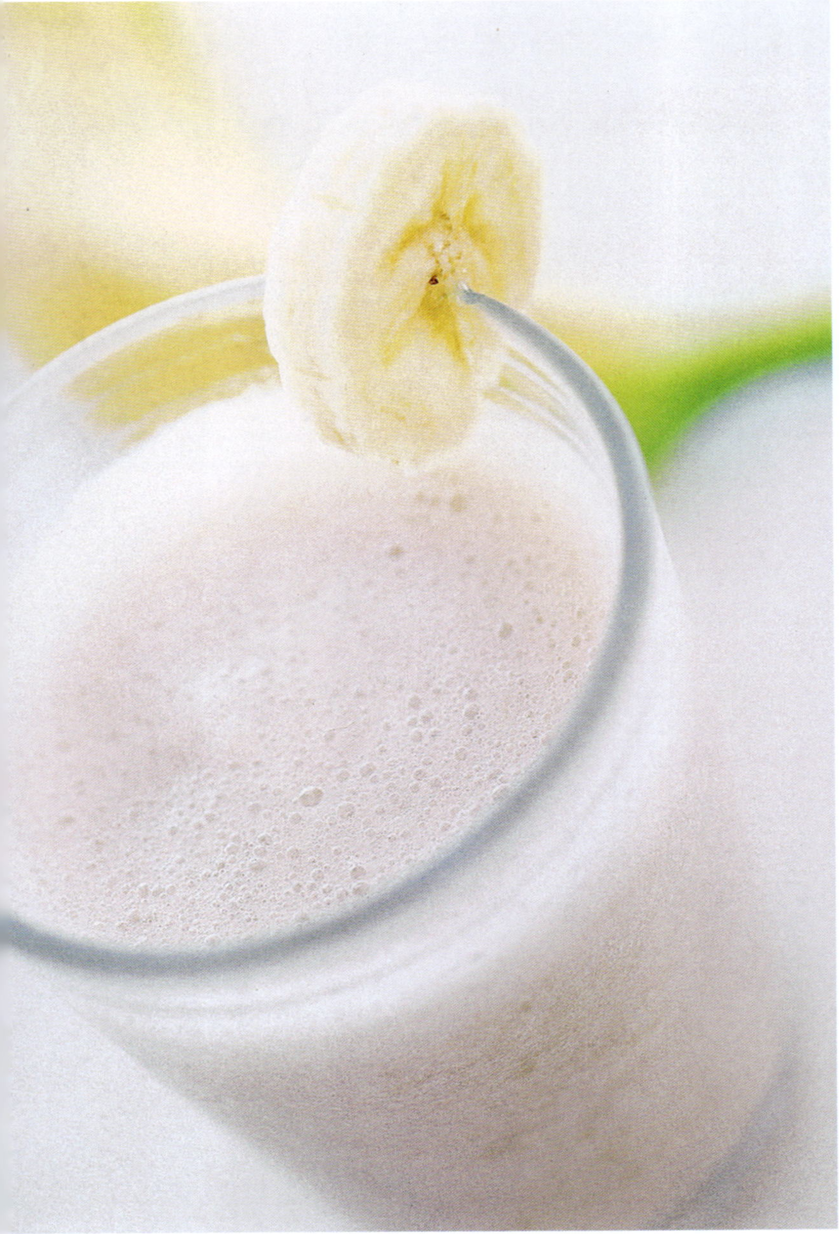

SMOOTHIE banane, orange

INGRÉDIENTS

2 oranges
1 banane
1 yaourt maigre

Mixez le jus de deux oranges avec une banane coupée en morceaux et un peu d'eau jusqu'à obtention d'une consistance crémeuse. Ajoutez ensuite un yaourt maigre et mixez à nouveau quelques secondes. Servez frais.

LE + SANTÉ

Un smoothie onctueux et tonique, idéal avant l'effort physique ou intellectuel pour faire le plein d'énergie.

SMOOTHIE ananas, pastèque, banane

INGRÉDIENTS

1/4 d'ananas
1/4 de pastèque
1 banane

Placez dans la centrifugeuse un quart d'ananas et un quart de pastèque épluchés et coupés en morceaux. Recueillez le jus et mettez-le dans un blender avec une banane et un peu de glace pilée. Mélangez quelques secondes jusqu'à obtention d'un jus homogène. Servez très frais.

LE + SANTÉ

Ce jus onctueux et rafraîchissant est très énergétique, dépuratif, diurétique et désintoxiquant. Il est riche en vitamine, potassium et magnésium. Parfait en cas de coup de fatigue, il convient également très bien aux sportifs et à toutes les personnes devant réaliser un effort physique ou intellectuel.

SMOOTHIE banane, ananas, lait de coco

Mixez une banane pas trop mûre coupée en morceaux avec trois ou quatre tranches d'ananas frais et 100 à 150 ml de lait de coco jusqu'à obtention d'un mélange homogène. Ajoutez ensuite selon votre goût un peu de glace pilée et une cuillerée à soupe de miel. Mixez à nouveau quelques secondes et servez très frais.

INGRÉDIENTS

1 banane

3 ou 4 tranches d'ananas

100 à 150 ml de lait de coco

LE + SANTÉ

Un jus aux saveurs exotiques, très tonique mais aussi désintoxiquant et légèrement diurétique. Un cocktail qui convient bien aux personnes stressées, fatiguées, ainsi qu'aux sportifs avant et après l'effort.

SMOOTHIE banane, fraise, orange

Mixez une banane coupée et épluchée pas trop mûre avec 200 g de belles fraises fraîches et sans meurtrissures jusqu'à obtention d'une consistance homogène et crémeuse. Ajoutez le jus d'une orange et un peu de glace pilée et mixez de nouveau avant de servir très frais.

INGRÉDIENTS

1 banane

200 g de fraises

1 orange

LE + SANTÉ

Un smoothie savoureux, calorique et stimulant, riche en vitamine C, idéal avant l'effort, qu'il soit intellectuel ou sportif.

SMOOTHIE ananas, citron, banane

INGRÉDIENTS

1/4 d'ananas

1/2 banane

1 citron

Mixez le quart d'un ananas bien mûr, pas trop gros, coupé en morceaux avec une demi-banane épluchée encore un peu ferme. Ajoutez ensuite le jus d'un citron pressé avec un peu de glace pilée puis mixez à nouveau quelques secondes.

LE + SANTÉ

Un jus énergétique et désintoxiquant, riche en vitamine C, magnésium, potassium. Il facilite et régularise la digestion. On le recommande pour les sportifs.

COCKTAIL tomate, raisin, citron

INGRÉDIENTS

2 tomates

1 grappe de raisin

1 citron

1 c. à c. de curry en poudre

Passez à la centrifugeuse deux belles tomates bien mûres et soigneusement lavées avec les grains d'une grappe de raisin blanc. Recueillez le jus dans un shaker et ajoutez celui d'un citron avec un peu de glace pilée. Saupoudrez d'une petite cuillerée à café de curry en poudre.

LE + SANTÉ

Un jus tonique et dépuratif, diurétique, cholagogue, légèrement laxatif. C'est également un bon reminéralisant. Très riche en vitamines, ce cocktail est idéal en cas de fatigue. Parfait également pour les sportifs grâce à la bonne qualité des sucres du raisin.

JUS de mangue

INGRÉDIENTS

1 ou 2 mangues

On peut trouver du jus de mangue prêt à l'emploi dans certains rayons de supermarché. Toutefois, il n'a pas la saveur et les propriétés du jus que l'on peut faire soi-même, en passant une ou deux belles mangues bien mûres et épluchées à la centrifugeuse.

Ce jus épais peut être dilué avec de l'eau ou du jus de raisin blanc. On peut également passer les mangues coupées en morceaux au blender en y ajoutant un peu d'eau. Sa saveur très exotique est très agréable au goût et convient également pour la fabrication de nombreux cocktails.

LE + SANTÉ

La mangue contient de nombreuses vitamines (B6, C et E).

C'est une bonne source de potassium et de sels minéraux. Elle est riche en bêtacarotène qui, associé à la vitamine C, joue un rôle d'antioxydant naturel renforçant les défenses de l'organisme et aidant à prévenir les effets négatifs des radicaux libres. Le jus de mangue est également riche en glucides et convient bien aux sportifs.

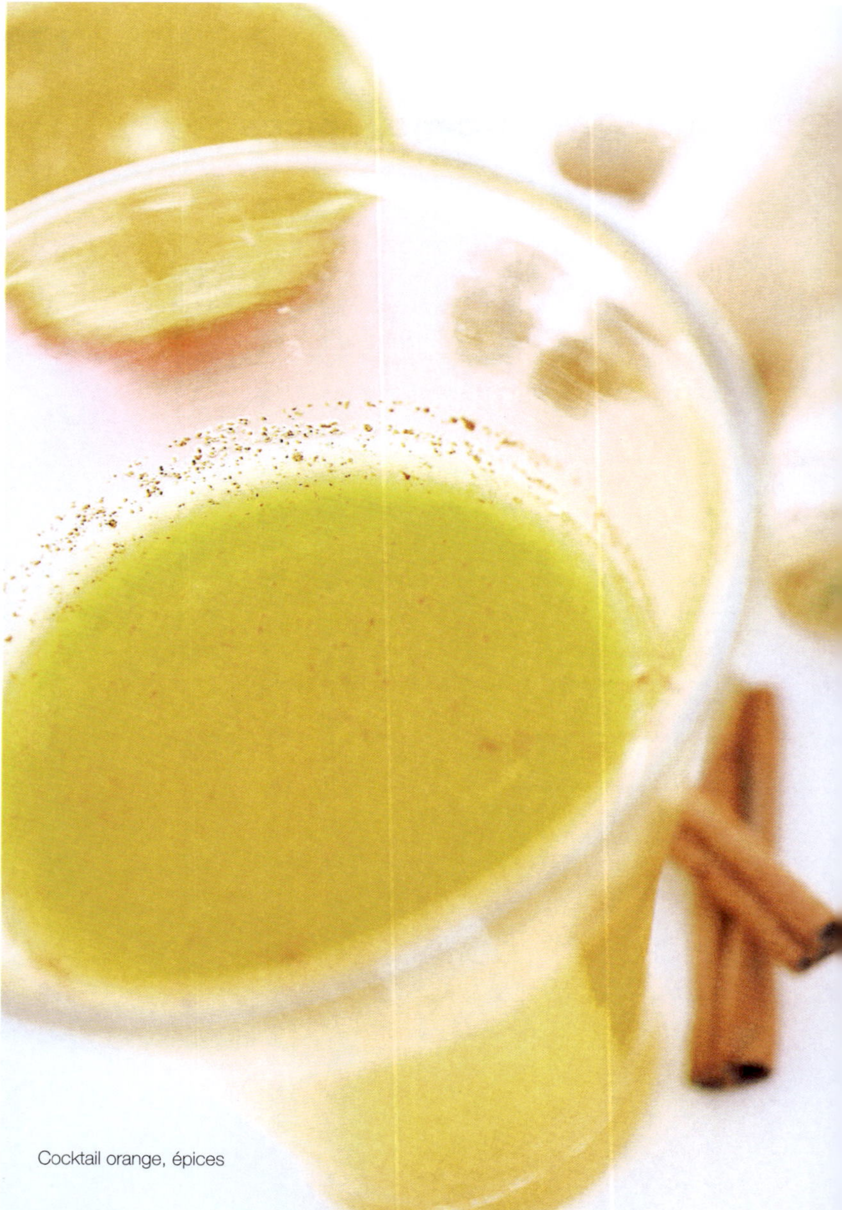
Cocktail orange, épices

COCKTAIL orange, épices

Pressez deux oranges et ajoutez au jus obtenu une demi-cuillerée à café de gingembre râpé, une demi-cuillerée à café de cannelle en poudre, un trait de cardamome en poudre, une cuillerée à café de miel et de l'eau minérale selon la quantité souhaitée. Servez très frais en mélangeant bien tous les ingrédients.

INGRÉDIENTS

2 oranges
Gingembre frais
Cannelle en poudre
Cardamome en poudre
Miel

Variante

Vous pouvez ajouter à ce mélange 180 ml de café fort. Dans ce cas, mélangez bien et ajoutez un peu de lait selon votre goût. Servez très chaud avec une petite cuillerée à café de crème fraîche allégée.

LE + SANTÉ
Un cocktail très tonique et stimulant, surtout si on y ajoute le café.

Zoom sur la cardamome

La cardamome est carminative, digestive et apéritive. Elle est utile en cas d'indigestion et de flatulence. Elle est par ailleurs considérée comme une plante stimulante.

SMOOTHIE avocat, tomate

INGRÉDIENTS

1 avocat
4 tomates
½ citron
1 gousse d'ail

Placez dans le bol du blender l'avocat pelé et coupé en morceaux avec quatre belles tomates bien mûres coupées en quatre. Mixez une vingtaine de secondes jusqu'à obtention d'une consistance crémeuse et homogène puis ajoutez le jus d'un demi-citron pressé, une pincée de sel et de poivre et une gousse d'ail préalablement hachée. Vous pouvez aussi ajouter un petit piment vert haché si vous aimez le goût relevé. Mettez trois ou quatre glaçons et mixez à nouveau quelques secondes. Servez bien frais.

LE + SANTÉ

Ce cocktail est très nutritif, mais il reste digeste. Il est une bonne source de vitamines (C, B et A) et de sels minéraux. Il est bénéfique pour l'estomac et les intestins et convient bien aux personnes fatiguées, aux convalescents et aux sportifs.

Zoom sur l'avocat

Sa richesse en vitamines E et C en fait un excellent antioxydant naturel, préventif des cancers, des maladies cardiovasculaires et du vieillissement prématuré. Il aurait également la propriété d'être un équilibrant nerveux.

SMOOTHIE café, cacao, banane

Dans le bol de votre blender, versez le café. Ajoutez le yaourt nature, le cacao en poudre et la banane épluchée et coupée en morceaux. Mixez, ajoutez des glaçons ou de la glace pilée et mixez à nouveau.

LE + SANTÉ

Un smoothie très énergisant grâce à l'expresso et à la banane et très protéiné grâce au yaourt nature. À déguster au petit déjeuner avant un entraînement.

INGRÉDIENTS

1 tasse de café expresso

1 yaourt nature

1 c. à c. de cacao en poudre

1 banane

Zoom sur le café

Le café aurait un rôle préventif dans certains cancers, en particulier ceux du système digestif. La caféine, quand elle est consommée en petite quantité, ne présente pas d'inconvénient majeur pour la santé ; elle agit sur le système nerveux central et active la vigilance. Elle retarde l'apparition du sommeil et peut quelquefois augmenter le niveau d'anxiété. Elle agit également favorablement sur la ventilation pulmonaire et est légèrement diurétique.

Le café est en résumé un excellent stimulant cérébral et est une bonne source de vitamines PP, mais il est à consommer avec modération : pas plus de deux tasses par jour.

COCKTAIL épinard, pomme, banane

INGRÉDIENTS

Quelques branches d'épinard

1 pomme

1 banane

Passez les épinards et la pomme à la centrifugeuse. Versez le jus obtenu dans le bol de votre blender avec la banane épluchée et coupée en morceaux et un peu de glace pilée. Mixez quelques secondes. Servez très frais.

LE + SANTÉ

Le nitrate organique, présent dans les épinards, permet aux muscles d'utiliser moins d'oxygène, ce qui améliore la performance musculaire. Ce cocktail naturellement sucré sera parfait avant votre séance d'entraînement ou au petit déjeuner.

COCKTAIL melon, banane, orange

INGRÉDIENTS

1 petit melon

2 bananes

1 orange

Mixez un petit melon bien mûr (ou la moitié d'un gros) avec deux bananes. Ajoutez le jus d'une orange, un peu de glace pilée, sucrez à votre goût. Mixez avant de servir très frais.

LE + SANTÉ

Un cocktail nutritif, riche en vitamine C, dépuratif et désintoxiquant. Il est aussi diurétique et légèrement laxatif. À consommer avant ou après toute activité physique.

Cocktail melon, banane, orange

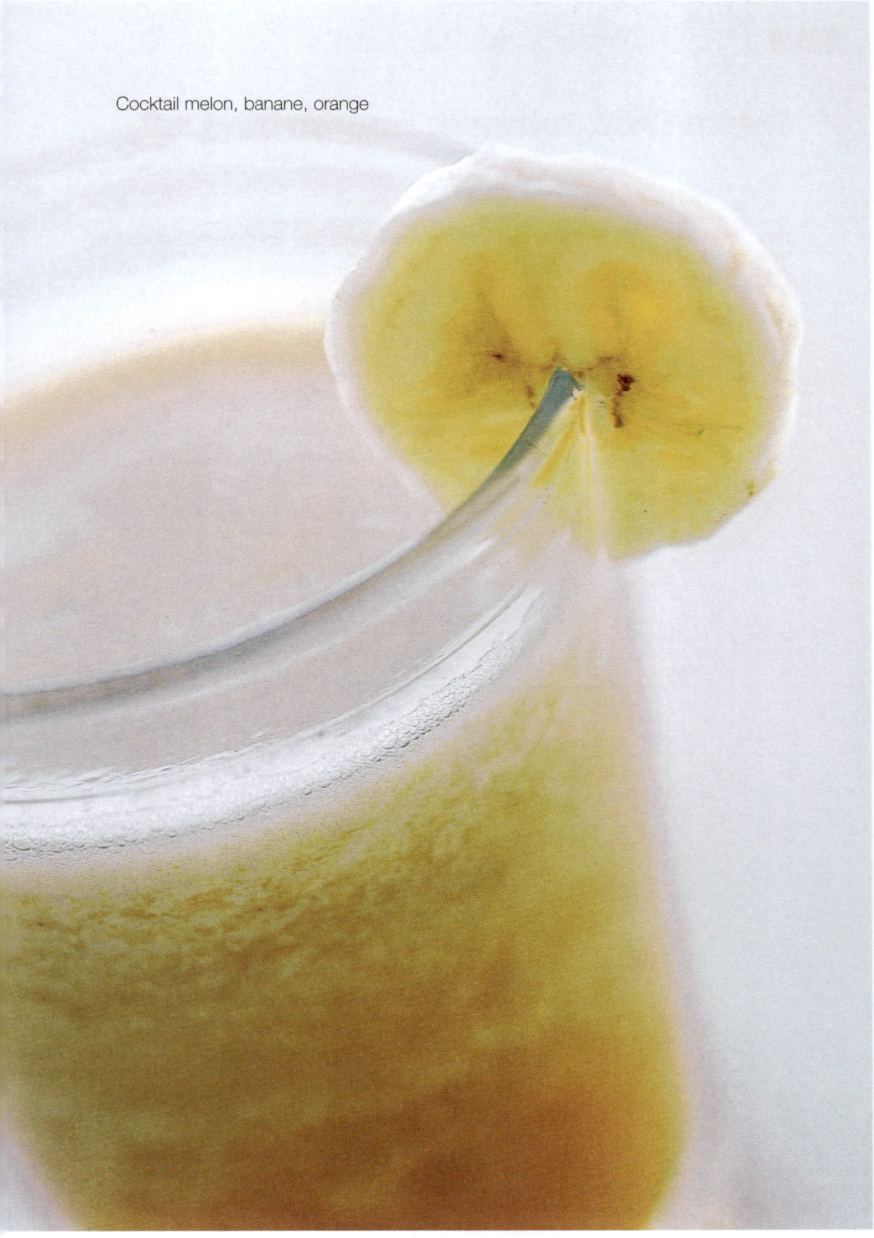

SMOOTHIE amande, cacao

INGRÉDIENTS

80 ml de lait d'amande

1 c. à s. de cacao en poudre

1 banane

1 poire

Versez le lait d'amande et le cacao dans le blender, ajoutez la banane épluchée et coupée en morceaux et la poire découpée et épépinée. Mixez quelques secondes. Ajoutez des glaçons ou de la glace pilée et mixez à nouveau.

LE + SANTÉ

Le cacao regorge d'antioxydants, de vitamines et de minéraux (dont du phosphore, du magnésium et du fer). Le lait d'amande, lui, apporte une teneur particulièrement haute en protéines, calcium et magnésium. Ce smoothie sera parfait pour un petit déjeuner tonique avant une matinée sportive.

Zoom sur l'amande

Les fruits oléagineux sont très riches en protéines, complémentaires des protéines animales. Ils sont également riches en lipides, surtout insaturés, ce qui leur confère une valeur hautement calorique. Les amandes aident à lutter contre le mauvais cholestérol et jouent un rôle dans la prévention des troubles cardiovasculaires.

SMOOTHIE pomme, fraise

Mixez deux belles pommes coupées en morceaux et 200 à 250 g de fraises bien mûres soigneusement lavées. Ajoutez ensuite un peu de sucre et 120 ml de lait écrémé. Mixez à nouveau jusqu'à obtention d'une consistance crémeuse. Servez glacé.

LE + SANTÉ

Un cocktail délicieux, tonique, reminéralisant, très riche en vitamine C, toutefois déconseillé aux personnes souffrant de troubles digestifs.

INGRÉDIENTS

2 pommes
200 à 250 g de fraises
120 ml de lait écrémé

SMOOTHIE pêche, abricot, miel

Dans le bol de votre blender, placez le fromage blanc, la pêche et les abricots lavés et coupés en morceaux. Mixez quelques secondes et ajoutez le miel et de la glace pilée. Mixez de nouveau. Servez très frais.

LE + SANTÉ

Un cocktail très frais et très vitaminé idéal pour précéder un footing estival. Le fromage blanc, très riche en protéines est idéal pour les sports demandant une forte sollicitation musculaire.

INGRÉDIENTS

1 pêche
2 abricots
Fromage blanc

COCKTAIL thé, orange, épices

INGRÉDIENTS

2 oranges
Gingembre
Noix de muscade
Clous de girofle
Cannelle
Écorce d'orange et de citron
1 litre de thé

Mélangez au jus de deux oranges une cuillerée à café de gingembre râpé, une demi-cuillerée à café de noix de muscade, quelques clous de girofle et un demi-bâton de cannelle, de l'écorce d'orange et de citron. Vous pouvez modifier les proportions des épices selon votre goût. Ajoutez au mélange obtenu environ 1 litre de thé. Servez chaud ou glacé.

LE + SANTÉ

Ce cocktail ajoute les avantages du thé et des épices comme stimulant à l'apport de vitamines, sels minéraux et oligoéléments contenus dans l'orange.

Zoom sur le thé

La théine a un effet sur l'organisme identique à la caféine. Une tasse de thé infusé 3 à 5 minutes contient 40 à 60 mg de théine. Comme le café, c'est un bon stimulant général mais avec moins d'effets secondaires négatifs. Le thé facilite la digestion, il fait baisser la tension et permettrait de lutter contre certains cancers. Il protègerait également des accidents cardiovasculaires. Attention, ses tanins diminuent l'absorption du fer dans l'organisme.

Table des recettes

Les jus et smoothies minceur 21

JUS de céleri-rave 22
JUS de concombre 23
JUS de pamplemousse 24
JUS de persil 26
SMOOTHIE groseille, myrtille, mûre 26
COCKTAIL tomate, laitue, citron 27
JUS de rhubarbe 28
COCKTAIL rhubarbe, pomme, framboise 29
JUS de noix de coco 29
JUS d'ananas 31
SMOOTHIE pêche, framboise, banane 32
COCKTAIL concombre, pomme, tomate, orange 32
SMOOTHIE tomate, échalote 33
SMOOTHIE pastèque, orange, citron 34
COCKTAIL pamplemousse, carotte 36

Les jus et smoothies antifatigue 37

SMOOTHIE ananas, papaye, citron 38
SMOOTHIE abricot, fruit de la passion 38
SMOOTHIE pêche, ananas 39
SMOOTHIE tomate, carotte, céleri 41
SMOOTHIE melon, fraise, framboise 42
SMOOTHIE kiwi, citron, orange 42
COCKTAIL prune, poire 43
COCKTAIL épinard, carotte 44
SMOOTHIE ananas, radis rouge, persil 45
COCKTAIL carotte, potiron, épices 46
COCKTAIL carotte, orange, pomme 46
COCKTAIL pastèque, concombre, tomate 48

COCKTAIL carotte, orange, cerise 48
COCKTAIL tomate, citron, poire 49
SMOOTHIE tomate, ananas, mangue 49
COCKTAIL betterave, kiwi, concombre 51
SMOOTHIE carotte, prune, mangue 51
COCKTAIL orange, tomate, citron 52

Les jus et smoothies antistress et favorisant le sommeil 53

SMOOTHIE fruit de la passion 55
COCKTAIL citron, orange, fleur d'oranger 56
JUS d'épinard 56
COCKTAIL concombre, citron 57
COCKTAIL salade verte, salade rouge 58
SMOOTHIE fruits des bois 58
SMOOTHIE de laitue 59
SMOOTHIE poire, banane 60
COCKTAIL pomme, carotte, concombre 62
COCKTAIL mûre, poire, raisin 63
SMOOTHIE carotte, concombre 64

Jus et smoothies pour la beauté de la peau et des cheveux 67

JUS de carotte 69
SMOOTHIE carotte, orange 69
SMOOTHIE abricot, citron 70
SMOOTHIE mangue, fraise, citron 71
COCKTAIL betterave, carotte, céleri, chou 72
COCKTAIL carotte, pêche, avocat 74
COCKTAIL carotte, orange, ananas 75
SMOOTHIE amande, myrtille, mûre, banane, menthe 76
SMOOTHIE carotte, pomme, concombre, gingembre 77
SMOOTHIE abricot 79

COCKTAIL tomate, carotte, céleri, brocoli, navet, betterave 80
COCKTAIL ananas, carotte, persil, menthe 81
JUS de brocoli 82
JUS de papaye 84
COCKTAIL papaye, carotte, orange 84
COCKTAIL tomate, brocoli 85
SMOOTHIE pomme, potiron, citron 86
SMOOTHIE mangue, fruit de la passion 87
COCKTAIL tomate, carotte 89
COCKTAIL abricot, carotte 89
SMOOTHIE kiwi, mangue, citron 90
SMOOTHIE abricot, mangue 91

Les jus et smoothies pour une santé au top 93

Facilitant la digestion 95

COCKTAIL melon, laitue, poire, citron 96
COCKTAIL ananas, pamplemousse 96
COCKTAIL citron, menthe 98
SMOOTHIE avocat, concombre 98
COCKTAIL carotte, persil, fenouil 99
SMOOTHIE ananas, pastèque 100
COCKTAIL tomate, fenouil, citron 100
COCKTAIL pomme, cerise 101
SMOOTHIE ananas, raisin, framboise 102
SMOOTHIE pomme, fraise, carotte 103
SMOOTHIE orange, papaye, ananas 105
COCKTAIL carotte, chou, poivron 106

Améliorant la circulation 107

SMOOTHIE concombre, ail, persil 108
COCKTAIL raisin, orange 109
SMOOTHIE avocat, chocolat 109

SMOOTHIE pêche, orange 110

Antirhumatismes 111

JUS de cassis 112

COCKTAIL tomate, concombre, radis rouge 114

SMOOTHIE pomme, poire 114

SMOOTHIE fraise, framboise 115

SMOOTHIE fraise, pomme 115

COCKTAIL betterave, concombre, céleri, carotte 116

Contre les problèmes cardiovasculaires 119

COCKTAIL épinard, carotte, ail 121

SMOOTHIE banane, kiwi 122

SMOOTHIE pomme, poire, orange 122

SMOOTHIE banane, framboise 123

SMOOTHIE pure pomme 123

Antirhume et antitoux 125

COCKTAIL citron, miel 126

COCKTAIL orange, carotte, betterave 126

COCKTAIL tomate, céleri, thym 127

COCKTAIL pomme, carotte, gingembre, lait de coco 127

COCKTAIL carotte, pomme, fenouil 129

COCKTAIL pomme, carotte 129

COCKTAIL carotte, gingembre 130

COCKTAIL pomme, navet 130

COCKTAIL céleri, betterave 131

Antimigraine 133

COCKTAIL betterave, concombre 134

COCKTAIL carotte, betterave, épinard, concombre, noix 134

COCKTAIL pomme, céleri, gingembre 135

SMOOTHIE fraise, pastèque, noix, miel 136

COCKTAIL carotte, chou, céleri, gingembre 137

Anti gueule de bois 139

JUS de citron 140

JUS de radis noir 142

SMOOTHIE banane, gingembre 142

Aphrodisiaques 143

SMOOTHIE ananas, framboise 144

SMOOTHIE fraise, banane, sésame 145

COCKTAIL ananas, gingembre 145

Les jus et smoothies pour faire une cure détox 147

1er jour 152

COCKTAIL de fruits du matin 152

COCKTAIL de légumes du midi 152

COCKTAIL complet pour le soir 153

2ème jour 153

BOOSTER du matin 153

JUS de tomate du midi 154

JUS détox du soir 154

Détox 155

JUS de radis rouges 157

JUS de myrtille 158

JUS de mûre 159

JUS de groseille 160

JUS de pruneau 161

COCKTAIL pastèque, myrtille 162

SMOOTHIE carotte, navet, céleri-rave, chou vert 164

JUS de poire 165

COCKTAIL raisin, citron 166

COCKTAIL concombre, tomate, persil 166

SMOOTHIE melon, kiwi 167

COCKTAIL kiwi, pastèque, raisin 167

SMOOTHIE ananas, brocoli 168

COCKTAIL ananas, pomme, fraise 169

Les jus et smoothies énergisants 171

SMOOTHIE à la banane 172
SMOOTHIE banane, orange 174
SMOOTHIE ananas, pastèque, banane 174
SMOOTHIE banane, ananas, lait de coco 175
SMOOTHIE banane, fraise, orange 175
SMOOTHIE ananas, citron, banane 176
COCKTAIL tomate, raisin, citron 176
JUS de mangue 177
COCKTAIL orange, épices 179
SMOOTHIE avocat, tomate 180
SMOOTHIE café, cacao, banane 181
COCKTAIL épinard, pomme, banane 182
COCKTAIL melon, banane, orange 182
SMOOTHIE amande, cacao 184
SMOOTHIE pomme, fraise 185
SMOOTHIE pêche, abricot, miel 185
COCKTAIL thé, orange, épices 186

Imprimé en Espagne par Cayfosa,
en février 2016
ISBN : 978-2-501-10014-4
5800121 / 04
dépôt légal : juin 2015